外来で役立つ

甲状腺疾患診療の手引き

― 非専門医のために ― 増補

著

医学博士 **石丸 忠彦**

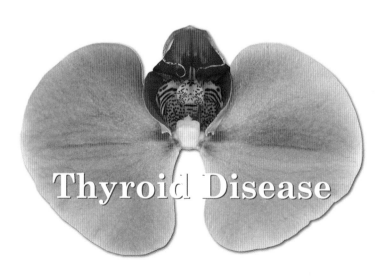

Thyroid Disease

ぱーそん書房

増補によせて

　今回、増補版を出版するにあたり、追記・改変しましたのは以下の内容です。

　診断ガイドライン、厚労省の重篤副作用疾患別対応マニュアルと抗甲状腺薬の添付文書が 2022 年、改訂されました。また、新型コロナウイルス感染症（COVID-19）に伴う甲状腺疾患とがん治療に用いる免疫チェックポイント阻害薬（ICI）による甲状腺機能異常症の臨床像が次第に明らかになり、発症機序が解明されつつあり、トピックの 1 つとなりました。ほかに、バセドウ病眼症の新しい治療薬の臨床応用や抗甲状腺薬の新たな副作用の報告などがありました。索引が充実しているとの読者の声があり、さらなる充実のために加筆致しました。本書が甲状腺疾患診療時の手引きになれば幸いです。

　増補版出版にあたり、ご指導と助言を賜わりました長崎大学病院国際ヒバクシャ医療センター教授 宇佐俊郎先生と長崎大学病院内分泌・代謝内科・第一内科 / 放射線影響研究所長崎臨床研究部 副部長 今泉美彩先生に深謝致します。また、琉球大学内分泌代謝内科教授 益崎裕章先生、前福岡大学内分泌・糖尿病内科教授 柳瀬敏彦先生、東京都医師会理事・大橋内科クリニック院長 大橋　誠先生、虎の門病院内分泌代謝科部長 竹下　章先生ほか、助言を賜わりました先生方に厚く御礼申し上げます。増補版出版のお願いを快諾され、編集・校正に尽力された（株）ぱーそん書房の山本美惠子社長に厚く御礼申し上げます。

献呈の辞：本書の完成を楽しみにしながら、47 歳で急逝した愛娘・髙野恵美に献げます。

　　令和 5 年 10 月吉日

石丸　忠彦

推薦の言葉

　この度、長崎でご開業されていた石丸忠彦先生から「外来で役立つ甲状腺疾患診療の手引き–非専門医のために–」が上梓されました。石丸先生とは、学会で何度かお話をさせて頂いたことがありますが、甲状腺疾患の臨床に関することで、簡単そうに見えて答えることが難しい質問を幾度か頂いたことがあります。そのような臨床的に非常に重要で、かつ、専門医を悩ます問題に真摯に向き合って書かれたのがこの本です。内容は甲状腺ホルモンの基礎知識、甲状腺疾患診療のための基礎知識、代表的な甲状腺疾患の診断と治療、特殊な甲状腺疾患についての 4 章に分けられており、腫瘍性疾患以外はすべて網羅されています。信頼できる最新の研究結果に基づき実際の臨床における手順どおりに記載され、また、多くの図表が引用されて読者が理解しやすいようになっており、初めて甲状腺疾患を診療する医師でもこのとおり行えば正確に診断、治療が行えると思われます。

　甲状腺疾患は、苦手意識をもたれる臨床の先生方が多いようですが、この良書によって身近なものになることを切に願います。

令和 3 年 11 月吉日

伊藤病院 内科部長
元日本甲状腺学会 会長（2016 年）

吉村　弘

序　文

　甲状腺疾患は外来患者さんの中に、意外に多く潜んでいます。バセドウ病の有病率は人口 1,000 人あたり 0.2 ～ 3.2 人です。甲状腺自己抗体の保有率は人口の 15% 程度と高く、検診でエコー検査を行うと、約 20% に甲状腺結節が発見されると言われています。

　甲状腺疾患の発見は、その気になれば難しいことではありません。患者さんの不定愁訴を組み合わせると、発見の糸口が見つかります。また、通常の血液検査の中にも甲状腺機能異常を疑うヒントがあります。甲状腺疾患の診断は思ったほど難しくはありません。診察室で、目の前の患者さんを診て、甲状腺疾患の可能性を想定し、甲状腺関連の血液検査を行い、その結果を読み解くと診断できます。また、甲状腺疾患の多くはクリニックで治療可能です。

　筆者は自院閉院後、先輩医師に内分泌疾患の診療を依頼されたのを機会に、頻度の高い甲状腺疾患から勉強をし直しました。現在、使用されている甲状腺疾患の主な治療薬は、抗甲状腺薬と甲状腺ホルモン薬で、筆者が甲状腺学を勉強し始めた 50 年前と同じです。その分、取り組みやすく、容易に知識の整理ができました。

　甲状腺疾患の診断と治療に関しては、ガイドラインや甲状腺疾患関係の書籍などで、おおよそのことはわかりますが、1 冊の書籍を読んだだけでは筆者が知りたいことは十分に記載されていませんでした。そこで、10 冊近くの書籍を読み、新たに得た知識と今までの臨床経験に基づいた要旨を、長崎県医師会報の「学術寄稿」に投稿した際に、筆者の「学術寄稿」を甲状腺疾患診療時に参考にしている学友が、単行本にまとめたらと提案してくれました。

　本書は 2018 年 10 月より 2020 年 10 月まで連載された「学術寄稿」を大幅に加筆・編集したものです。疾患の説明は独立した章ごとに記載され、1 つの章で完結しています。したがって各疾患群で説明の内容が一部重複したところがあります。重複した箇所は、いずれも重要な部分なので、重複のまま掲載致しました。

本書の構成は、冒頭に甲状腺疾患の診断と治療に必要な基礎知識を説明し、次いで代表的な甲状腺疾患と特殊な甲状腺疾患について述べてあります。読みやすいように「ポイント」「メモ」「まとめ」を入れました。日常診療で最もよく遭遇するバセドウ病と甲状腺機能低下症については、診断面ではガイドラインの説明を補足し、治療面では抗甲状腺薬と甲状腺ホルモン薬の使い方を詳述しています。8年ぶりに改訂された「バセドウ病治療ガイドライン 2019」では、内科医がよく使用する抗甲状腺薬の使用法がエビデンスの集積で大幅に変更・追記されました。本書には「バセドウ病治療ガイドライン 2019」を参考にした抗甲状腺薬の使用法の最新情報が掲載されています。内科医向けに記述しましたので、甲状腺癌については触れておりません。

　甲状腺疾患の診断・治療に必要なことを書き留めた本書が、甲状腺疾患診療時の手引きになれば幸いです。

　令和 3 年 11 月吉日

石丸　忠彦

謝　辞

　本書の出版をお勧め頂き、原稿作成時から細かいご指導、貴重な助言、度々の激励のお言葉を賜わりました元山口県立中央病院（現山口県立総合医療センター）内科部長　中村功博士に厚く御礼申し上げます。

　長崎医師会報に「甲状腺疾患の診かた」の投稿開始から最終章を迎えるまでの2年にわたり、貴重な助言を頂きました長崎大学病院・国際ヒバクシャ医療センター教授　宇佐俊郎先生に深謝いたします。さらに、本書の発行に際し、きめ細かい校閲を頂き深く感謝いたします。

　本書の「甲状腺超音波画像の読み方」の章は甲状腺超音波検査に造詣が深い、今泉美彩先生（長崎大学病院内分泌代謝内科・第一内科 / 放射線影響研究所長崎臨床研究部 副部長）に執筆して頂きました。また、本書の出版に際し、有益な助言と激励の言葉を頂き、校閲もお願いしました。深く感謝いたします。

　ご多忙の中、大変ご丁寧な、かつ、身に余る過分な推薦のお言葉を頂きました吉村弘先生（伊藤病院 内科部長、元日本甲状腺学会 会長・2016年）に厚く御礼申し上げます。

　最後に本書の出版にあたり編集・校正に多大に尽力し、筆者のお願いを快諾して頂きました（株）ぱーそん書房の山本美惠子社長に厚く御礼申し上げます。

■ 目 次 ■

Ⅰ　甲状腺ホルモンの基礎知識

Ⅱ　甲状腺疾患診療のための基礎知識

Ⅲ 代表的な甲状腺疾患の診断と治療

Ⅳ　特殊な甲状腺疾患について

I 甲状腺ホルモンの基礎知識

略語	欧文	和文
FT_3	free triiodothyronine	遊離トリヨードサイロニン
FT_4	free thyroxine	遊離サイロキシン
rT_3	reverse triiodothyronine	リバーストリヨードサイロニン
T_3	triiodothyronine	トリヨードサイロニン
T_4	thyroxine	サイロキシン
TBG	thyroxine binding globulin	サイロキシン結合グロブリン
TBP	thyroid hormone binding protein	甲状腺ホルモン結合蛋白
Tg	thyroglobulin	サイログロブリン
TSH	thyroid-stimulating hormone	甲状腺刺激ホルモン
TTR	transthyretin	トランスサイレチン（プレアルブミン）

●はじめに

　診断の決め手となる甲状腺関連血液検査の結果を読み解くために、甲状腺ホルモンの種類、甲状腺ホルモンの合成・貯蔵、甲状腺ホルモンの末梢での代謝、甲状腺ホルモンの分泌調節、甲状腺ホルモンの血中の存在様式、甲状腺ホルモン結合蛋白（thyroid hormone binding protein；TBP）などの基本的事項を確認する。

A. 甲状腺ホルモンの種類

　血中の甲状腺ホルモンにはヨウ素が4分子結合したサイロキシン（thyroxine；T_4）と3分子結合したトリヨードサイロニン（triiodothyronine；T_3）がある（図1）。

[T_4とT_3の違いは？]

①血中濃度はT_4が高く、T_3の約50倍である。

　健常者の血中濃度参考値はT_4；4.8〜11.2 $\mu g/dL$、T_3；76〜177ng/dL

②生物活性はT_3が高く、T_4の4〜5倍である。

③T_4は100％甲状腺で合成される。

④全身のT_3のうち、甲状腺由来のものは20％である。残りの80％は標的臓器（肝臓、腎臓、筋肉のほか、ほぼすべての組織）の細胞で、T_4から変換されて産生される。

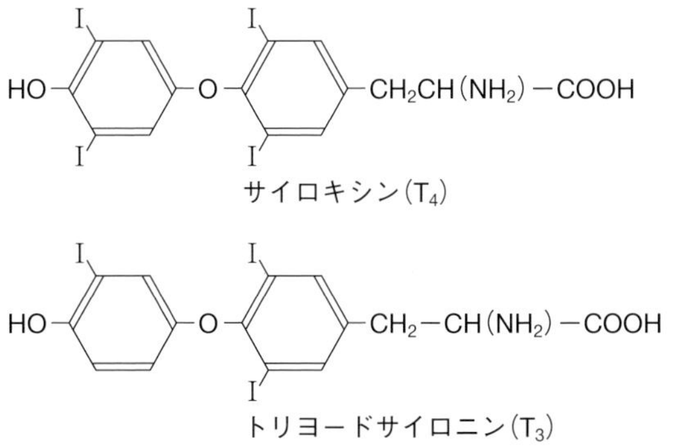

図1　サイロキシン（T_4）とトリヨードサイロニン（T_3）の構造

B. 甲状腺ホルモンの合成・貯蔵とサイログロブリン

サイログロブリン(thyroglobulin；Tg)は甲状腺濾胞で合成され、甲状腺濾胞腔にコロイドの主成分として蓄えられる。Tgは濾胞腔で、T_4・T_3の合成の母体となるとともに、甲状腺ホルモンとヨウ素を貯蔵する場所として働いている。

Tgは甲状腺以外では産生されない甲状腺に特異的な蛋白である。正常状態ではTgは血中にはほとんど分泌されない。甲状腺腫瘍や甲状腺の炎症などで、甲状腺が破壊されたときにTgが血中に漏出してくる。

> **・ポイント**　・TgはT_4・T_3の合成と貯蔵に関与する。
> ・Tgは甲状腺の腫瘍や炎症で血中に増加する臓器特異性のある物質である。

C. 甲状腺ホルモンの末梢での代謝

甲状腺より分泌されたT_4は、末梢組織でT_3またはリバーストリヨードサイロニン(reverse triiodothyronine；rT_3)へ変換される。rT_3は生物活性をほとんどもたない。

D. 甲状腺ホルモンの分泌調節(フィードバック機構)

甲状腺ホルモンの合成と分泌は、下垂体から分泌される甲状腺刺激ホルモン(thyroid-stimulating hormone；TSH)により調節されている。視床下部・下垂体が甲状腺ホルモンが足りないと感知すると、TSHの分泌を増加させる。そのTSHが甲状腺を刺激して、甲状腺ホルモンの合成と分泌を増加させる。

一方、視床下部・下垂体が甲状腺ホルモンが多いと感知すると、TSHの分泌を抑えて甲状腺への刺激を停止させ、甲状腺ホルモンの合成と分泌を減少させる。したがって、TSHを測定することで甲状腺ホルモンの過不足を知ることができる。

> **・ポイント**　血中TSHは甲状腺ホルモンが過剰か不足かを示すよい指標である。

E. 甲状腺ホルモンの血中存在様式と遊離型甲状腺ホルモン

　甲状腺から分泌される主な甲状腺ホルモンはT_4である。T_4は末梢組織で生理活性の強いT_3に変換されて、生理作用を発揮する。

　甲状腺ホルモン（T_4・T_3）の血中存在様式には二通りがある。

　①甲状腺ホルモン結合蛋白（TBP）に結合している結合型（大部分；99％以上は結合型である）

　②TBPに結合していない遊離型

　血中に存在するT_4は結合型と遊離型の総和であるので、総サイロキシン（総T_4）と呼ばれている。T_3も同様に、結合型と遊離型の総和が総トリヨードサイロニン（総T_3）である。遊離型のT_4・T_3はそれぞれ、総T_4・総T_3のわずか0.03％・0.3％に過ぎない。遊離型のT_4・T_3と結合型のT_4・T_3との間には可逆的平衡状態が保たれ、遊離型は一定濃度に保たれている。

> **・ポイント**　遊離型の甲状腺ホルモンのみが生物活性を示す！
> 　　　　　　結合型は細胞内に入ることができないので、活性を示さない。

memo　　一般に、総サイロキシンをT_4、総トリヨードサイロニンをT_3と呼び、遊離サイロキシンをFT_4(free thyroxine)、遊離トリヨードサイロニンをFT_3(free triiodothyronine)と呼んでいる。

F. 甲状腺ホルモン結合蛋白の役割

　血中に放出されたT_4・T_3は水と親和性が低く、大部分は蛋白質と可逆的に結合して、血中に存在している。血中の甲状腺ホルモンが結合する甲状腺ホルモン結合蛋白（TBP）には3種類ある。

　①サイロキシン結合グロブリン（thyroxine binding globulin；TBG）

　②トランスサイレチン（transthyretin；TTR）（以前は、サイロキシン結合プレアルブミンと呼ばれていた）

③アルブミン

血中T_4の75％がTBGと、20％がTTRと、5％がアルブミンと結合している。血中T_3は75％がTBGと、20％がアルブミンと、残りがTTRなどと結合して、血中に存在している。

memo 甲状腺ホルモン結合蛋白の機能は
1. 脂溶性のT_4・T_3を血中に可溶化して、甲状腺ホルモンを血中に貯蔵する。
2. 結合蛋白の強い親和性で、血中遊離T_4(FT_4)・T_3(FT_3)濃度を維持し、各組織へのホルモン運搬を均一にする。

G. TBG 異常症を疑うとき

TBPの中でサイロキシン結合グロブリン（TBG）は、T_4・T_3に対する親和性が最も高く、T_4・T_3の70～75％がTBGと結合している。TBGの変動はT_4およびT_3の血中濃度に影響を与える。例えば、妊娠などでエストロゲンが増加した状態や、慢性肝炎などでTBGが増加した際にT_4・T_3が上昇する。しかし、通常はFT_4・FT_3の値は変わらない。一方、肝硬変やネフローゼ症候群ではTBGが低下し、T_4・T_3は低下するが、FT_4・FT_3は通常は変わらない。したがって、T_4とT_3で甲状腺機能を評価するときは、TBGの同時測定が必要になる。

・ポイント
1. T_4とFT_4、あるいはT_3とFT_3の血中濃度に乖離があるときは、TBG異常症を疑うこと。
2. 実臨床では、TBG の影響を受けないFT_4・FT_3の測定が、T_4・T_3より実用的である。

Ⅱ 甲状腺疾患診療のための基礎知識

略語	欧文	和文
FT_3	free triiodothyronine	遊離トリヨードサイロニン
FT_4	free thyroxine	遊離サイロキシン
NTI	non-thyroidal illness	非甲状腺疾患
T_3	triiodothyronine	トリヨードサイロニン
T_4	thyroxine	サイロキシン
TBG	thyroxine binding globulin	サイロキシン結合グロブリン
Tg	thyroglobulin	サイログロブリン
TgAb	anti thyroglobulin antibody	抗サイログロブリン抗体
TPOAb	thyroid peroxidase antibody	抗甲状腺ペルオキシダーゼ抗体
TRAb	TSH receptor antibody	抗TSH受容体抗体
TSAb	thyroid stimulating antibody	甲状腺刺激抗体
TSBAb	thyroid stimulating blocking antibody	甲状腺刺激阻害抗体/阻害型抗TSH受容体抗体
TSH	thyroid-stimulating hormone	甲状腺刺激ホルモン

A.　甲状腺疾患は一般外来で意外に多い

　内分泌疾患は高血圧、糖尿病などに比べると稀少疾患というイメージがあるが、甲状腺疾患の中には、想定以上に多いものもある。高血圧の有病率46.8％（75歳以上の女性；2019年国民健康・栄養調査）と比較すると甲状腺疾患の有病率は低いが、潜在性甲状腺機能低下症のように有病率（同年齢女性）17.4％と、思いのほか高いものもある。

1. 甲状腺疾患の有病率は？

・バセドウ病：人口1,000人あたり0.2〜3.2人である。
・甲状腺機能低下症：バセドウ病より多く、潜在性のものを含めると全人口の10％にあたる。
・潜在性甲状腺機能低下症：75歳以上の女性では17.4％に認められる[1]。
・慢性甲状腺炎：成人男性で15％、成人女性で25％に認められる。
・1995年に報告された結果によると、一般外来患者1,489人中13.2％になんらかの甲状腺疾患を認めている[2]。

2. 甲状腺超音波検査による異常の出現は？

　橋本病、腺腫様甲状腺腫、腫瘍、嚢胞、単純性甲状腺腫などが約4割に発見される（**表1**参照）[3]。

表1　甲状腺の代表的な疾患の疫学

甲状腺癌（潜在癌を含む）：〜28％（剖検例）
慢性甲状腺炎：成人男性で〜15％、成人女性で〜25％
甲状腺エコーでは〜38％に所見
橋本病13％、腺腫様甲状腺腫14％、腫瘍5％、嚢胞5％、
単純性甲状腺腫1％
甲状腺機能異常：平均60歳で女性7.5％
70歳以上の女性　15％以上が潜在性甲状腺機能低下症
バセドウ病：〜3/1,000人（若い女性に多い）

（文献3）より一部引用）

甲状腺の代表的疾患の疫学を**表1**に示す。甲状腺疾患の頻度は意外に高く、甲状腺疾患の患者に遭遇する機会は多い。

B. 甲状腺疾患の診断は難しくない

甲状腺疾患の発見は診察室で目の前の患者を診て、甲状腺疾患の存在を想起するかどうかにかかっている。そして、甲状腺ホルモンを測定し、その結果を読み解くと診断される。また、甲状腺疾患の多くは 一般診療所で治療可能である。

memo 甲状腺疾患を発見するための３つのアプローチ
①首が腫れたと訴える患者で甲状腺腫が確認されたとき。
②患者の自覚症状が甲状腺中毒症や甲状腺機能低下症を医師に思い出させるとき。
③説明のつかない一般検査値の異常が甲状腺疾患を疑うヒントになることがある。

C. 甲状腺疾患を疑うヒント

1. 不定愁訴の中に発見の糸口がある

甲状腺機能異常の症状はよく知られているが、必ずしも典型的な症状で患者が来院するとは限らないので、患者の訴えよりバセドウ病や甲状腺機能低下症を想起するのが、時に難しいことがある。

a. バセドウ病を想定するときの留意点

「バセドウ病の診断ガイドライン」の臨床所見に「頻脈、体重減少、手指振戦、発汗増加等」と記載されている。バセドウ病ではほかに動悸、全身倦怠感、息切れ、下痢、微熱、下肢浮腫などを訴えるが、一つひとつの症状はよくある不定愁訴である。
1.症状の一つひとつの頻度は高くない。また、性別や年齢により、症状の出現頻度が異なる(**表2**参照)[4]。

表2　バセドウ病の初発症状は"性"と"年齢"で異なる

女性の初発症状(%)					男性の初発症状(%)				
年齢＼症状	0〜19	20〜39	40〜59	60〜	年齢＼症状	0〜19	20〜39	40〜59	60〜
甲状腺腫	30.5	23.0	7.6		体重減少	23.1	25.7	10.0	40.0
動悸	15.6	14.7	16.9	7.7	四肢麻痺	15.4	1.4	4.7	
手指振戦	10.9	14.1	17.4	15.3	動悸	15.4	12.9	10.0	20.0
全身倦怠感	10.9	7.7	11.6	3.8	発汗	11.5	12.9	6.2	
体重減少	9.4	9.6	18.6	36.8	全身倦怠感	7.7	5.7	14.0	20.0
発汗	7.8	11.5	11.6	11.5	甲状腺腫	7.7		3.1	
眼症状	4.7	4.5	1.7		食欲不振	3.8		0.8	
微熱	3.1	0.6	2.9		下痢	3.8	4.3	3.9	
息切れ	1.6	2.9	2.3	7.7	口渇	1.6	2.9	2.3	
月経異常	0.8	1.6	0.6		手指振戦		17.1	9.3	
口渇		1.3		3.8	不整脈			3.9	
下腿浮腫		1.3	2.9	3.8	息切れ		7.1	2.3	
下痢	0.8	1.6	0.6	3.8	眼症状		2.9	1.6	
食欲不振		0.6	1.7	7.7	筋力低下		1.4	1.6	
瘙痒感		0.6			下腿浮腫		2.9		20.0
メルセブルグの三徴*	50.8	42.2	26.2	7.7	メルセブルグの三徴*	23.1	14.7	15.7	20.0
総数	94人	203人	112人	17人	総数	14人	66人	36人	5人

＊：甲状腺腫、眼球突出、頻脈
（文献4)による）

2. 若年者では、自覚症状をあまり訴えないこともある。これは甲状腺ホルモンが徐々に上昇し、その変化に身体が慣れてしまったことが考えられる。

3. 若年者では体重減少でなく、体重増加をきたすこともある。食事摂取量が消費量を上回るためである。

4. 老人では自覚症状に乏しく、甲状腺腫大も目立たない。

5. 老人では体重減少、食欲不振などから消化器疾患や癌と疑われたり、不整脈や心房細動などから循環器疾患と間違われることが少なくない。

b. 甲状腺機能低下症を想定する時の留意点

「原発性甲状腺機能低下症の診断ガイドライン」には「無気力、易疲労感、眼瞼浮腫、寒がり、体重増加、動作緩慢、嗜眠、記憶力低下、便秘、嗄声など」が記載されている。

1. 上記症状の一つひとつは非特異的な訴えである。
2. 診断ガイドラインに記載してない症状として徐脈、顔面浮腫、筋肉痛、うつ状態、認知症、脱毛、月経過多、心不全などがある。
3. 甲状腺機能低下症の患者は**表3**に示すように、さまざまな診療科を訪れている[4]。

表3　甲状腺機能低下症患者はさまざまな診療科を訪れる

診療科		症状
内科	循環器科	徐脈、狭心症様発作、心不全
	消化器科	便秘、食欲低下
	神経内科	筋力低下、筋肉痛、痙攣、めまい
	血液内科	貧血
	腎臓内科	顔面浮腫
整形外科		関節痛、筋肉痛
精神科		うつ状態、認知症
皮膚科		毛髪脱落、皮膚粗糙
耳鼻科		めまい、嗄声
婦人科		月経過多、無月経
救急外来		昏睡、麻痺性腸閉塞、痙攣発作
家庭医		全身状態に特に変化はないが、上記の訴えがある

(文献4)による)

・ポイント　　不定愁訴の症状を組み合わせて考えれば、バセドウ病や甲状腺機能低下症を疑うことができる。

2. 一般血液検査の中にも手がかりがある

　説明のつかない一般検査値の異常が、甲状腺機能障害を疑うきっかけになることがある。ZTT、TTT、γ-グロブリン、赤沈などの上昇は橋本病で認められる。肝機能検査でALPだけ上昇したときはバセドウ病が疑われる。高コレステロール血症の患者では甲状腺機能低下症の可能性を考えて、TSHの測定を勧める。

> **・ポイント**　　一般血液検査に異常値(**表4参照**)があるときは、甲状腺疾患が潜んでいることがある。

表4　甲状腺機能異常を疑うきっかけになる一般血液検査値の異常

検査項目	甲状腺中毒症	甲状腺機能低下症
コレステロール	低下	上昇
クレアチニン	低下	上昇
CK	低下	上昇
AST、ALT、LDH	上昇(時に)	上昇
ALP(骨型)	上昇	不変
コリンエステラーゼ	上昇	低下
カルシウム、無機リン	上昇	不変
75g経口糖負荷試験	oxyhyperglycemia	平坦な血糖曲線

D.　甲状腺ホルモンの作用と甲状腺機能異常の症状について

1.甲状腺ホルモンの主な作用について

　　①新陳代謝を活発にし、エネルギー産生を円滑にする。体温を維持する。

　　②脳と身体の発育を促進し、精神活動と身体の運動を活発にする。幼児では知

表5　甲状腺中毒症と甲状腺機能低下症の症状の対比

	甲状腺中毒症	機能低下症
体温	体温が高い・暑がり	体温が低い・寒がり
皮膚	温かい・湿潤	冷たい・乾燥
発汗	多い	少ない
体重	減少	増加
精神症状	活発・イライラ	嗜眠・記憶力低下
動作	素早い	言語緩慢・動作緩慢
心臓	動悸・頻脈	徐脈
便通	排便回数が多い	便秘
月経	希少月経	過多月経
眼	眼瞼後退	眼瞼浮腫

能の発達を促進し、骨格や歯牙の発育を助長する。

③心筋へ作用し、心収縮力と心拍数を増加させる。

④消化管の蠕動運動を亢進させる。消化管からの糖の吸収を促進させる。

2. 甲状腺ホルモンの生理学的作用をもとに甲状腺機能亢進症と甲状腺機能低下症の症状を対比すると理解しやすい（**表5**参照）。

E. 甲状腺機能異常と主な関連疾患[5]

甲状腺ホルモンの生体内作用は中枢神経系、心血管系、肝臓、骨格筋、脂肪細胞における熱産生、骨、消化管など多岐にわたる。甲状腺ホルモンが関与する主要な疾患について述べる。

1. 高血圧

甲状腺中毒症の17.3％に、甲状腺機能低下症の22.0％に高血圧が合併すると報告されている。甲状腺中毒症では心筋収縮力、心拍数、前負荷が増加するために収縮期血圧が上昇する。一方、後負荷の減少により拡張期血圧が低下し、その結果、脈圧は増大する。

甲状腺機能低下症では中毒症と逆に心筋収縮力、心拍数、前負荷は減少し、後負荷が増加する。そのため拡張期血圧が上昇し、脈圧は減少する。

2. 心房細動

甲状腺機能亢進症では洞性頻脈や心房細動が発症しやすい。本症に伴う心房細動は、甲状腺機能が正常化すると約2/3の患者が自然に洞調律に復すると言われている。

3. 心不全

甲状腺機能亢進症の心不全はいわゆる高拍出性心不全である。心拍出量は保たれているが、甲状腺機能亢進による身体全体の代謝亢進の要求に心機能が対応できない状態である。しかし、低拍出性の症例もあり、全体の6〜15％は低拍出性であると言われている。高齢者などで基礎心疾患をもつ患者では低拍出性になりやすい。

4. 精神障害と認知機能障害

　甲状腺機能亢進症では情緒不安定、イライラ、落ち着きがない、易怒性、不眠などが見られる。甲状腺専門病院の報告では[6]、バセドウ病の精神変調は不安障害40%、うつ状態28%、幻覚・妄想状態9.8%、躁うつ病像4.4%であった。治療で甲状腺機能が正常化しても精神変調が残る患者が多いと言われている。

　甲状腺機能低下症では注意力散漫、集中力・思考速度・記憶力の低下、発語の減少などが見られる。重症化すると幻覚、傾眠、昏睡に至り粘液水腫性昏睡と呼ばれている。認知機能の低下も起こるが、これは治療可能な認知機能障害の1つである。

5. 妊娠と不妊症

　妊娠中の甲状腺中毒症および甲状腺機能低下症はいずれも高率に流産・早産を起こす。潜在性甲状腺機能低下症は不妊症の原因の1つとなる。

6. 骨代謝

　甲状腺ホルモンは骨芽細胞に作用して骨形成を亢進させることで、骨型ALPが上昇する。破骨細胞を活性化して、骨吸収を亢進させることで、血中Caが軽度に上昇する。小児期の甲状腺ホルモンの不足は、手足の短縮から低身長になる。バセドウ病では逆に身長が伸びる。甲状腺機能亢進症では顕性のみならず潜在性甲状腺機能亢進症でも骨密度が低下し、骨折リスクが上昇する。治療中の甲状腺機能低下症ではチラーヂン®Sの過剰投与が骨折リスクを上昇させる。

F.　甲状腺疾患の診療の進め方

1. 問診の重要性

1.甲状腺中毒症状の程度と罹病期間について
　①動悸、発汗、体重減少などの中毒症状が3ヵ月以上続くときはバセドウ病が疑われる。
　②破壊性甲状腺炎では3ヵ月以上、症状が続くのは稀で、中毒症状も軽いことが

多い。

2. 甲状腺に自発痛または圧痛があるときに考えられる疾患

 ①亜急性甲状腺炎

 ②慢性甲状腺炎の急性増悪時

 ③急性化膿性甲状腺炎など

3. 既往歴を聴取するとき

 ① 甲状腺手術の有無

 ②頸部への放射線治療の有無

4. 食事習慣：昆布などのヨウ素過剰摂取

5. 常用薬：ヨウ素含有うがい薬の連用、やせ薬や薬剤による甲状腺機能異常

2. 甲状腺診察の重要性

a. 甲状腺の視診

 座位で患者と正対し、前頸部の膨隆に注意する。前頸部を少し後屈してもらうと甲状腺腫を認めやすい。

b. 甲状腺の触診

1. 座位で患者と正対し、両拇指で気管側面を軽く挟み込むようにして触診する。

2. 触診しやすくするために少し後屈してもらう。後屈が過ぎると触診し難くなる。胸鎖乳突筋を弛緩させるために、頭部を触診しようとする側に少し回転させると触れやすくなる。

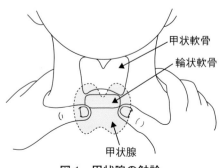

図1　甲状腺の触診

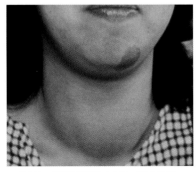

図2　甲状腺腫（バセドウ病）

16

3.甲状腺の位置の同定には甲状軟骨と輪状軟骨を参考にする。嚥下運動で上下に動くのを確認し、触れたら甲状腺である（図1参照）。甲状腺が腫大していたら、嚥下運動で甲状腺が上下に動くときに、甲状腺の辺縁を触知することができる。また、嚥下運動時に、腫瘤も触知しやすくなる。

4.触診技術向上のために

①水を少し口に含ませ嚥下させると、甲状腺の上下の動きが大きくなり、確認しやすくなる。

②両拇指の腹側に超音波検査用のゼリーを少量塗り触診すると、拇指の滑りがよくなり触診精度が向上する。

c.　触診所見

1.甲状腺両葉が触れる⇒びまん性甲状腺腫；バセドウ病、慢性甲状腺炎、単純性甲状腺腫など

甲状腺の腫瘤のみ触れる⇒結節性甲状腺腫；甲状腺腺腫、甲状腺癌、甲状腺嚢胞など

2.硬度：「軟」〜「非常に硬い」と表現する。一般に、硬度は胸鎖乳突筋と比較する。

①「軟」；単純性甲状腺腫

②「弾性軟」；バセドウ病（未治療）、甲状腺腺腫、甲状腺嚢胞

③「弾性硬」；慢性甲状腺炎、甲状腺腺腫、甲状腺嚢胞、甲状腺癌

④「硬」；慢性甲状腺炎、甲状腺腺腫、亜急性甲状腺炎、甲状腺癌

⑤「非常に硬い」；Riedel甲状腺炎

3.甲状腺表面の性状

①平滑；バセドウ病、慢性甲状腺炎、甲状腺腺腫、甲状腺嚢胞など

②凹凸不整；慢性甲状腺炎、腺腫様甲状腺腫、亜急性甲状腺炎

4.自発痛・圧痛の有無：亜急性甲状腺炎、慢性甲状腺炎の急性増悪、甲状腺嚢胞内出血、急性化膿性甲状腺炎、未分化癌

5.気管の変位：甲状腺癌、結節性甲状腺腫（大きい場合）

・ポイント　甲状腺腫の存在を知る最も簡単な方法は、視診と触診である。触診所見より多くの疾患が推定される。

　健常者の甲状腺は触診で触れるのだろうか？　現在もこのテーマを検証した研究は、筆者の知る限りでは見られない。

1）古い内科診断学や内科学の教科書の記載は？

　「正常甲状腺は触知しない」[1]、「触知したら甲状腺腫である」[2]と記載されている。その後の著書にも「通常は触れることは難しい」[3]、「通常は触れない」[4][5]と記載されている。

　古い教科書に記載された頃は、甲状腺検査は現在のように充実してなかった。正常甲状腺と思われた症例が検査法の進歩で病名が変更になったものがある。甲状腺自己抗体の検出能や甲状腺ホルモン測定法の進歩でそれぞれ橋本病と軽症バセドウ病が診断されるようになった。超音波検査の精度が向上し、甲状腺結節、甲状腺嚢胞、腺腫様甲状腺腫などが発見されるようになった。

2）最近の著書の記載は？

　「正常甲状腺は触知しない」[6]と記載された論文がある。一方、「正常甲状腺は触知する」または「少しでも触知する」と記載された書籍もある。正常甲状腺は触知すると記載してある書籍を原文のまま紹介する。「甲状腺腫がなくても甲状腺は触知します。触知しなければむしろ萎縮の可能性があります」[7]と「正常甲状腺はほとんど触れないか、ごく小さく触れる」[8]と記載されている。

3）甲状腺専門医の意見は？

　「健常者の甲状腺は触知するのか？」について３人の甲状腺専門医（吉村弘医師・伊藤病院、宇佐俊郎医師・長崎大学病院、今泉美彩医師・長崎大学病院／放射線影響研究所）に質問状を送った。全員の回答は「健常者の甲状腺は触知することがある」であった。健常者の定義は以下の３項目の条件を満たしたものであった。

①TSH・FT₃・FT₄が基準値内にある。②Tg抗体、TPO抗体が陰性。③超音波検査で嚢胞、結節などを認めない。計測で横径１〜２cm、縦径４〜５cm、厚さ１〜２cm、甲状腺体積１０〜２０mL内にある（**図**参照）。

　この条件を満たす人の中に甲状腺を確かに触知することがあると述べていた。

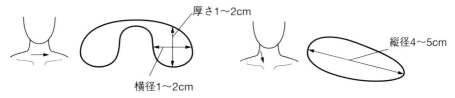

図　エコーによる健常者の甲状腺サイズ

4）「正常甲状腺は触れる」のが正しいと思われる

　健常者の甲状腺は触知すると述べた前述の甲状腺専門医３人の意見のように、「正常甲状腺は触れる」が正しいと思われる。肥満の人や筋肉の発達した男性では触れ難いが、やせて皮下脂肪の少ない人では甲状腺峡部近傍はよく触れる。

　甲状腺疾患診療に携っている医師のご意見を頂けたら幸甚に存じます。

引用文献（Column1）

1)　吉和　和：新内科診断学. p498, 金芳堂, 京都, 1974.
2)　長瀧重信：内分泌疾患. 分冊内科学, p128, 南江堂, 東京, 1979.
3)　深田修司：甲状腺疾患の診断と治療. p24, ベクトル・コア, 東京, 2003.
4)　森　昌朋：甲状腺疾患治療マニュアル. p4, 南江堂, 東京, 2002.
5)　浜田　昇：甲状腺疾患診療パーフェクトガイド. p4, 診断と治療社, 東京, 2011.
6)　田尻淳一：内分泌疾患・診断と治療の進歩. 日本内科学会雑誌103：863, 2014.
7)　田上哲也：甲状腺の診かた, 考えかた. p1, 中外医学社, 東京, 2012.
8)　西川光重：甲状腺疾患診断マニュアル. p32, 診断と治療社, 東京, 2020.

G. 甲状腺関連血液検査の選択と読み方

　問診と診察から甲状腺疾患が疑われたら、甲状腺機能を検査する。必要に応じて甲状腺自己抗体検査を併用する。日常診療で使用される甲状腺関連血液検査を**表6**に示す。

表6　甲状腺関連血液検査

甲状腺刺激ホルモン (TSH)
サイロキシン (T4)
トリヨードサイロニン (T3)
遊離サイロキシン (FT4)
遊離トリヨードサイロニン (FT3)
サイロキシン結合グロブリン (TBG)
サイログロブリン (Tg)

1. 甲状腺機能の評価のためにどの検査を選ぶか？

a. TSHは甲状腺機能異常のスクリーニングに有用である

　TSHは甲状腺機能を鋭敏に反映するので、新生児マススクリーニング検査としてTSH測定が採用され、甲状腺機能低下症の早期発見に努められている。TSHの測定だけで、**表7**に示すように甲状腺疾患の多くが想定できる。

表7　TSH値による甲状腺疾患の鑑別

TSH低値	バセドウ病、破壊性甲状腺炎 甲状腺ホルモンの過剰摂取 潜在性甲状腺機能亢進症 中枢性甲状腺機能低下症
TSH正常	橋本病 (甲状腺ホルモン正常時) 単純性甲状腺腫 腺腫様甲状腺腫、TSH産生下垂体腫瘍 Euthyroid Graves病
TSH高値	原発性甲状腺機能低下症 潜在性甲状腺機能低下症 TSH産生下垂体腫瘍

・ポイント　TSHは最も鋭敏に甲状腺機能を反映する。

b. TSHとFT₄を甲状腺機能の評価に用いる

1.T₃でなくT₄を選択する理由：

　T₄が甲状腺で合成・分泌される主要なホルモンであるので、T₄を測定する。T₄は100％甲状腺から分泌されるが、T₃は甲状腺から分泌されるのはおよそ20％で、残りの80％は末梢組織でT₄から転換されて、血中T₃となる。

2.遊離サイロキシン（FT₄）を測定する理由：

　甲状腺機能の評価には、T₄よりサイロキシン結合グロブリン（TBG）の影響を受けないFT₄が優れている。

3.TSHとFT₄の同時測定でわかること：

　視床下部―下垂体―甲状腺系のフィードバック機構に異常がなければ、TSHとFT₄で甲状腺機能が評価される（**図3**）。

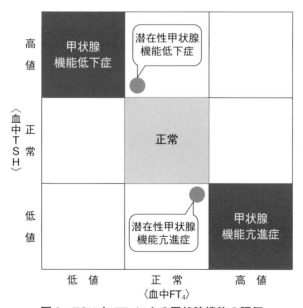

図3　TSHとFT₄による甲状腺機能の評価

TSHとFT$_4$から想定される代表的な甲状腺疾患を**表8**に示す。

表8　FT$_4$とTSHによる鑑別

FT$_4$	TSH	考えられる疾患と病態
高値	高値	TSH産生下垂体腫瘍 甲状腺ホルモン不応症
	正常	TSH産生下垂体腫瘍 甲状腺ホルモン不応症
	低値	バセドウ病 妊娠性一過性甲状腺機能亢進症 プランマ―病、中毒性結節性甲状腺腫 破壊性甲状腺炎 　亜急性甲状腺炎、無痛性甲状腺炎 　出産後甲状腺炎 薬剤性甲状腺中毒症 甲状腺ホルモン過剰摂取
正常	高値	潜在性甲状腺機能低下症 TSH不応症
	正常	正常＊、単純性甲状腺腫＊＊、橋本病（FT$_4$正常時）
	低値	潜在性甲状腺機能亢進症
低値	高値	原発性甲状腺機能低下症
	低値	中枢性甲状腺機能低下症 　下垂体性 　　下垂体炎、Sheehan症候群 　　TSH単独欠損症 　視床下部性（TSH正常から高値のことあり）

＊：正常甲状腺の定義は以下のとおり
　①TSH、FT$_4$、FT$_3$が基準値内、②Tg抗体、TPO抗体陰性、③エコーで嚢胞、結節などを認めない、
　④甲状腺体積20mL未満、の4条件を満たすもの。
＊＊：単純性甲状腺腫とは上記の①②③を満たし、かつ甲状腺体積が20mL以上のもの。

c. FT$_3$測定の有用性（FT$_3$測定でわかること）

1.甲状腺中毒症の中にはFT$_4$とFT$_3$の血中濃度が乖離する病態がある

　①バセドウ病ではFT$_4$と比べてFT$_3$高値のことがある。

　②破壊性甲状腺炎（亜急性甲状腺炎、無痛性甲状腺炎など）では、FT$_3$と比べて
　　FT$_4$優位のことが多い。

　③バセドウ病でFT$_3$優位であることと、破壊性甲状腺炎でFT$_4$優位であることは、
　　両疾患の鑑別の一助になることがある。

2.バセドウ病ではFT₃が高いほど、抗甲状腺薬による寛解率は低いので、治療経過を見るうえでFT₃測定は有用である。

3.FT₄は正常であるがFT₃のみ低下する病態がある。いわゆる低T₃症候群（Low T₃ syndrome）と呼ばれている。飢餓や全身性および消耗性疾患などのNon-thyroidal illness（NTI：非甲状腺疾患）ではFT₃のみが低下する。

d. TSH・FT₄・FT₃のどれを測定すればよいか？

　甲状腺疾患診断ガイドラインでは甲状腺機能低下症の診断にはFT₄とTSHを、甲状腺機能亢進症の診断にはFT₄とTSHに加えてFT₃も測定することを推奨している。

> **・ポイント**　甲状腺疾患の存在が想定されるときは最初からFT₄・FT₃・TSHをセットで測定する。

2. 甲状腺機能評価のピットフォール

a. TSHには日内変動がある

　TSHは夕方から深夜にかけて上昇するので、夜間診療などで測定されたTSHは参考値にしかならない（**図4**）[7]。

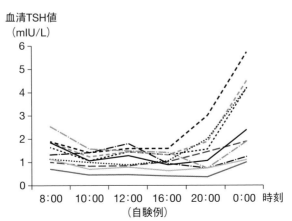

図4　血清TSH値の日内変動

（山田正信，ほか：甲状腺疾患の診断とピットフォール；甲状腺機能評価のピットフォール. 日本内科学会雑誌109：550, 2020による）

b. TSHは年齢とともに上昇する

　高齢者のTSHの基準値は軽度高値と考えられている。高齢者の潜在性甲状腺機能低下症の診断には注意が必要である（**図5**）[7]。

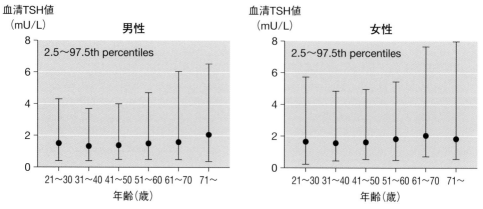

図5　年代別血清TSH値の変動
2.5〜97.5パーセンタイルと中央値（黒丸）

（山田正信，ほか：甲状腺疾患の診断とピットフォール；甲状腺機能評価のピットフォール．日本内科学会雑誌109：550, 2020による）

c. TSHの変動はFT₄・FT₃の変動とずれることがある

　TSHは甲状腺機能の変化を鋭敏に反映して変化するが、甲状腺機能異常の自然経過ならびに、抗甲状腺薬や甲状腺ホルモン剤による治療中に、FT_4・FT_3が正常化しても TSH が基準値に入るのが遅れることがある。したがって、TSH・FT_4・FT_3の経過を総合的に見て判断することも必要である。

3. 甲状腺自己抗体検査の有用性

　自己抗体検査は前述の甲状腺機能検査を行い、その結果を見た後で、あるいは甲状腺機能検査と同時に実施されることが多い。甲状腺自己抗体が関与していないと考えられる亜急性甲状腺炎やプランマー病が疑われる

表9　甲状腺自己抗体検査

自己抗原	自己抗体検査
TSH受容体	TRAb TSAb TSBAb
サイログロブリン	サイロイドテスト TgAb
甲状腺ペルオキシダーゼ	マイクロゾームテスト TPOAb

場合にも、鑑別診断の目的で自己抗体検査を実施することがある。日常臨床で使用されている甲状腺自己抗体検査を**表9**に示す。

a. 抗TSH受容体抗体(TRAb)、甲状腺刺激抗体(TSAb)、甲状腺刺激阻害抗体(TSBAb)

　TSHが結合して作用するTSH受容体は、甲状腺濾胞細胞に発現するG蛋白共役型受容体である。TSH受容体に対する自己抗体は、甲状腺を刺激する場合はバセドウ病、抑制する場合は甲状腺機能低下症の原因となる。

　抗TSH受容体抗体の測定法には、TSH受容体への自己抗体の結合活性を検出するレセプターアッセイと、抗体による甲状腺細胞の刺激活性あるいは抑制活性を指標とするバイオアッセイの2つがある。前者はいわゆるTSH receptor antibody (TRAb)である。後者には刺激型の抗体をみるthyroid stimulating antibody (TSAb)とTSH作用を阻害する抑制型の抗体をみるthyroid stimulating blocking antibody (TSBAb)の2種がある。

　図6[8]に甲状腺疾患におけるTRAb値を示す。未治療のバセドウ病ではほとんど

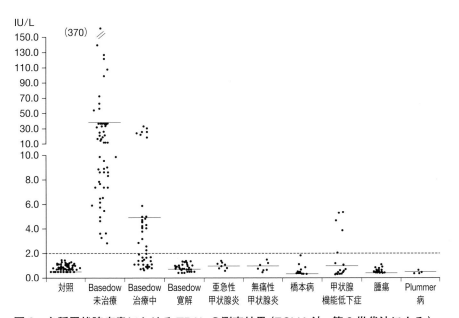

図6　各種甲状腺疾患における TRAb の測定結果(ECLIA 法 ; 第 3 世代法による)
（日本甲状腺学会（編）：甲状腺自己抗体；抗TSH受容体抗体.甲状腺専門医ガイドブック,改訂第2版,p63,診断と治療社,東京,2018による）

の症例で陽性になる。その他の甲状腺中毒症(亜急性甲状腺炎、無痛性甲状腺炎、Plummer病など)では原則として陰性であり、鑑別に有用である。甲状腺機能低下症の一部の症例で、TRAbが陽性となることがある。そのような症例では甲状腺が萎縮している場合が多く、TSH作用阻害型の抗体であるTSBAbの測定が有用である。

・ポイント 甲状腺ホルモン高値で、TRAb陽性ならバセドウ病と診断される。

---

b. 抗サイログロブリン抗体(TgAb)、サイロイドテスト、抗甲状腺ペルオキシダーゼ抗体(TPOAb)、マイクロゾームテスト

サイログロブリンはサイロイドテストおよび抗サイログロブリン抗体(anti thyroglobulin antibody；TgAb)の対応抗原である。甲状腺ペルオキシダーゼは甲状腺ホルモンの生合成を触媒する酵素で、マイクロゾームテストおよび抗甲状腺ペルオキシダーゼ抗体(thyroid peroxidase antibody；TPOAb)の対応抗原である。サイロイドテストとマイクロゾームテストは間接凝集反応法で測定される。TgAbとTPOAbは全自動免疫測定法による高感度定量法で測られ、保険点数も間接凝集反応法に比べて4倍近く高い。

①橋本病での陽性率はサイロイドテスト54%、マイクロゾームテスト88%、TgAb 96%、TPOAb 90%である[9]。

②感度と特異性の面からはTgAbとTPOAbが優れている。

・ポイント 橋本病の疑いとは？
上記の4つの抗体検査のうち1つでも陽性である患者で、甲状腺腫大も甲状腺機能異常も認められないときは、橋本病の疑いと診断される。

---

4. サイログロブリン(Tg)の有用性

サイログロブリン(thyroglobulin；Tg)は正常状態では血中にはほとんど分泌されない。甲状腺腫瘍や甲状腺の炎症などで甲状腺が破壊されたときに血中に漏出してくる。バセドウ病、橋本病でも上昇する。Tgは良性腫瘍でも高値を示すことがあるので、Tgによる良・悪性の鑑別は困難である。Tgは臓器特異性は高いが、疾

患特異性に乏しいと言える。

> **・ポイント**　Tgを産生するのは甲状腺のみであるので、甲状腺癌患者の全摘術後のフォローアップに有用である。甲状腺全摘出後の症例で、Tgが測定感度以下にならない場合は、癌組織の残存が考えられる。また経過中のTgの上昇は癌の再発を示唆する。

5. 甲状腺疾患に応じた甲状腺関連血液検査の選択は？

　問診と診察所見から甲状腺疾患が疑われたら、診断確定のために血液検査や必要に応じて甲状腺超音波検査を行う。臨床症状と甲状腺の診察所見より考えられる甲状腺疾患の代表的なものとその診断のための血液検査項目を**表10**に示す。結節性

表10　代表的な甲状腺疾患の甲状腺関連血液検査

		疑い病名	TSH	FT$_4$	FT$_3$	TgAb	TPOAb	TRAb	Tg	カルシトニン	追加項目
甲状腺機能異常		機能異常があるのか？ないのか？	○								
		機能亢進症（甲状腺中毒症）の疑い	○	○	○						
		機能低下症の疑い	○	○							
甲状腺中毒症	びまん性甲状腺腫	バセドウ病の疑い	○	○	○		○	○			
		無痛性甲状腺炎の疑い	○	○	○		○	○※			
	結節性甲状腺腫	中毒性結節性甲状腺腫（プランマー病）の疑い	○	○	○	○※	○※	○※			
	有痛性甲状腺腫	亜急性甲状腺炎の疑い	○	○	○	○※	○※	○※			赤沈 CRP
		橋本病の急性増悪の疑い	○	○	○			○※	○		赤沈 CRP
機能低下症	びまん性甲状腺腫	慢性甲状腺炎（橋本病）の疑い	○	○		○	○				
甲状腺機能正常	びまん性甲状腺腫	慢性甲状腺炎（橋本病）の疑い	○			○	○				
	結節性甲状腺腫	甲状腺腫瘍、甲状腺癌の疑い	○						○		
		甲状腺髄様癌の疑い	○	○					○	○	CEA

①Tg値は抗Tg抗体陽性者では測定上、高めに出るのでTgAbと同時に測定のこと。②Tgは甲状腺分化癌（全摘出後）の再発の指標となる。③カルシトニンとCEAは甲状腺髄様癌の腫瘍マーカーとして使用されている。
※印は鑑別診断のために施行する。

甲状腺腫では良・悪性の鑑別のために甲状腺超音波検査が必要になる。甲状腺超音波検査については次に詳述する。

H. 甲状腺超音波画像の読み方

　甲状腺は表在性の臓器であるので、視診や触診による身体所見が甲状腺疾患の診断に役に立つ。次に、非侵襲的な検査である甲状腺超音波検査が日常診療に使用されている。超音波検査は触診で得られない甲状腺深部までの情報を提供し、結節性病変のみならず、びまん性病変の存在診断と質的診断に有用である。

1. 甲状腺超音波検査の基礎知識

a. 甲状腺超音波検査の操作法と手順
・体位：仰臥位で頸部から肩にかけて枕を入れ、頸部を伸展すると見やすくなる。
・探触子：プローブは中心周波数7MHz以上、可能ならば10MHz以上のリニアプローブを使用する。
・検査の進め方：まずはBモード（グレースケール断層像）で観察する。プローブを動かして、甲状腺の右葉、峡部、左葉を、横断面と縦断面の二通りで観察する。その後、カラードプラ法で甲状腺内部の血流を観察することで、より多くの情報を得ることができる。

b. 甲状腺超音波における用語
　超音波所見の記載のために特別な用語を用いている。これらの用語は良性または悪性の判断に使用されている。
1.形状
　①形状整；断面が円形あるいは楕円形なもの
　②形状不整；断面が分葉形、多角形、カリフラワー状のもの
2.境界部
　①明瞭性；明瞭、不明瞭
　②辺縁；平滑、粗雑
　③周辺；境界部低エコー帯（通常、ハローとも呼ばれる）の有無

3.内部エコー
　　①エコーレベル；高エコーレベル、点状高エコー（微小石灰化）、等エコーレベル、
　　　　　　　　　低エコーレベル、無エコー
　　②均質性；均質、不均質、粗雑
4.エコーパターン：嚢胞パターン、充実パターン、混合パターン
5. 後方エコー：増強、減弱、消失

c. 正常甲状腺（図7）

　正常な甲状腺は筋肉よりエコーレベルが高く、内部エコーは均質である。大きさ
は、両葉の横径はそれぞれ2cm以下、峡部の厚さは3mm以下である。

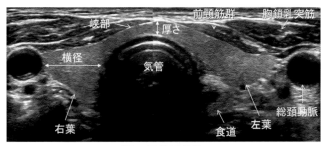

図7　正常甲状腺

2. 甲状腺疾患の超音波検査画像

　甲状腺疾患は触診と超音波検査で、びまん性病変と結節性病変の2つに分類され
る。びまん性病変と結節性病変の画像について解説する。

a. びまん性病変：甲状腺がびまん性に腫れているとき

　主な疾患として、慢性甲状腺炎、バセドウ病、無痛性甲状腺炎、亜急性甲状腺炎、
単純性甲状腺腫がある。

ⅰ. 慢性甲状腺炎（橋本病）（図8）

　甲状腺表面の不整、内部エコー不均質、エコーレベルの低下が見られる。

29

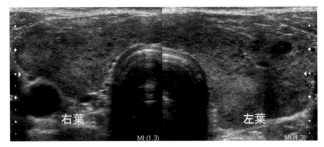

図8 慢性甲状腺炎

ⅱ．バセドウ病（図9）

　未治療のバセドウ病では内部エコーレベルは等〜低下で、内部エコーは不均質である。カラードプラで血流増加が見られるのが特徴である。この血流増加の所見は無痛性甲状腺炎（甲状腺ホルモンが高値を示す時期）との鑑別に有用である。

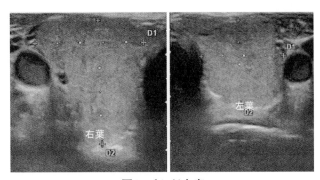

図9 バセドウ病

ⅲ．無痛性甲状腺炎

　基礎疾患に慢性甲状腺炎がある場合が多く、慢性甲状腺炎と同様の所見が見られる。炎症部位に一致して低エコー域を示す。カラードプラで血流はほとんど認められない。

ⅳ．亜急性甲状腺炎（図10）

　痛みや硬結部位に一致して境界不明瞭な低エコー域が、まだら状、あるいは地図状に認められる。カラードプラで低エコー域の血流はほとんど認められない。低エコー域は経過とともに移動することがあり、クリーピング現象と呼ばれている。

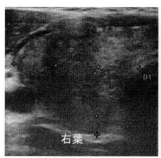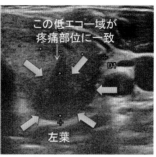

この低エコー域が
疼痛部位に一致

右葉　　　　　　　左葉

図10 亜急性甲状腺炎

ⅴ.単純性甲状腺腫

　全体的に腫大している。内部エコーレベルは正常でかつ均質である。甲状腺機能が正常で、甲状腺自己抗体が陰性であれば、単純性甲状腺腫と診断される。

> **memo**　　びまん性病変の中に、稀に悪性リンパ腫、アミロイド甲状腺腫、びまん性硬化型乳頭癌があるので、甲状腺が急速に大きくなった患者や、アミロイド疾患を疑う場合は専門医に相談すべきである。

b. 結節性病変：甲状腺に結節（腫瘤）があるとき

　結節性疾患で最も多いのは腺腫様結節や腺腫様甲状腺腫である。甲状腺は多発結節性に腫大し、組織学的には過形成である。また囊胞性病変も多く認められ、その多くはコロイド囊胞、もしくは腺腫様結節や濾胞腺腫が二次的に囊胞変性をきたした病変である。そのほか、良性腫瘍として濾胞腺腫がある。悪性腫瘍として注意が必要なのは甲状腺乳頭癌で、甲状腺癌の90％を占める。濾胞癌や稀に悪性リンパ腫、髄様癌、未分化癌などもある。結節がある場合は、周囲のリンパ節腫大の有無も同時に観察した方がよい。

　主な結節性疾患の特徴的な超音波画像所見を以下に示す。

ⅰ.腺腫様結節や腺腫様甲状腺腫（図11-a・b）

　大小さまざまな結節を両側性または片側性に認めることが特徴である。円形または楕円形で、境界は明瞭、境界部低エコー帯は認めない。内部エコーは無〜高エコーで、内部も囊胞状や充実性とさまざまである。結節が数個までで甲状腺の腫大がない場合は、病理学的に腺腫様結節と呼ばれている。

31

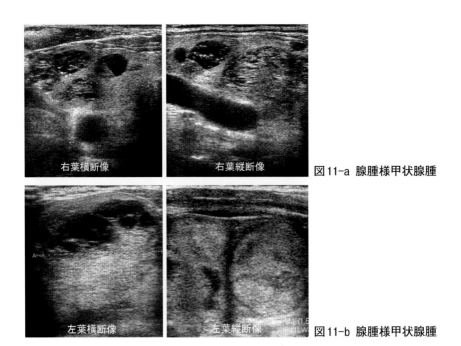

右葉横断像　　　　　右葉縦断像　　　図11-a 腺腫様甲状腺腫

左葉横断像　　　　　左葉縦断像　　　図11-b 腺腫様甲状腺腫

ⅱ. 囊胞性病変（図12）

　円形あるいは楕円形の辺縁平滑な腫瘤で、境界は明瞭である。通常、辺縁低エコー帯を伴わない。内部は無エコーで、後方エコーの増強を伴うことが多い。コロイド囊胞は、内部に濃縮コロイドが点状多重高エコー（コメットサイン）として認められるのが特徴である。点状多重高エコーは、一見すると乳頭癌の微細石灰化像と見間違うことがある。囊胞内に充実性病変がないものは経過観察でよいが、充実性病変を伴う症例は癌の場合もあるので、穿刺吸引細胞診が必要になるときがある。

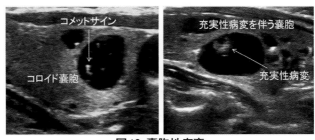

図12 囊胞性病変

ⅲ. 乳頭癌（図13）

　典型的な症例は形状不整で、内部は低エコーかつ不均質で、境界不明瞭で粗雑な

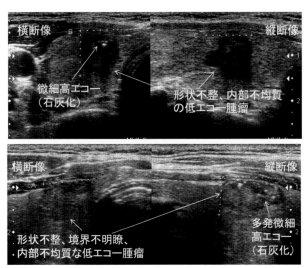

図13　乳頭癌

腫瘤である。しばしば内部に多発微細高エコー（微少石灰化）が見られ、砂粒小体と呼ばれている。頸部リンパ節腫大を伴うことがある。

　甲状腺結節の良・悪性を判断するための甲状腺結節（腫瘤）超音波診断基準（**表11**参照）[10]を参考にして画像を読影する。

・主所見：①形状、②境界部の性状、③内部エコー、の3項目が明らかに有用性が
　　　　　高いと考えられている。
・副所見：④多発微細高エコー、⑤境界部低エコー帯である

表11　甲状腺結節（腫瘤）超音波診断基準

	主				副	
	形状	境界の明瞭性・性状	内部エコー		微細高エコー	境界部低エコー帯
			エコーレベル	均質性		
良性所見	整	明瞭平滑	高～低	均質	なし	整
悪性所見	不整	不明瞭粗雑	低	不均質	多発	不整／なし

超音波所見として客観的評価の中から有用性が高い（明らかな）ものを「主」とし、乳頭癌では特徴的であるが、主所見に比べ有所見率の統計学的差異が低い所見を「副」とした。
（文献10)を一部改変）

iv. 濾胞性腫瘍（濾胞腺腫と濾胞癌）（図14）

　濾胞腺腫は多くは単発で、円形あるいは楕円形を示し、辺縁は平滑で境界明瞭な充実性腫瘍である。境界には被膜があり全周性に均質な低エコー帯を認め、内部は

均質なことが多い。濾胞腺腫と濾胞癌との鑑別は超音波検査や穿刺吸引細胞診では困難である。手術摘出標本の病理組織検査で、腫瘍の被膜浸潤あるいは血管侵襲を認めた場合に濾胞癌と診断される。濾胞癌は微小浸潤型と広汎浸潤型に分けられる。広汎浸潤型濾胞癌と超音波検査で疑われるのは、形状不整、内部エコーは等～低エコーで不均質、腫瘍境界部の不整や不整な低エコー帯が認められる場合である。カラードプラでは腫瘍内部に豊富な血流が認められることが多い。

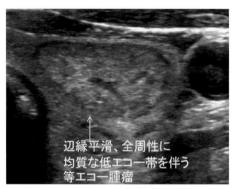

図14 濾胞腺腫

ⅴ.悪性リンパ腫（図15）

内部エコーは極めて低エコーで囊胞に類似する腫瘍を呈するのが特徴で、後方エコーの増強を伴う。「まだら状（虫食い様）低エコー」はMALTリンパ腫で高頻度に出現する。慢性甲状腺炎に合併することが多いため、甲状腺全体に慢性甲状腺炎の所見を呈することがある。慢性甲状腺炎の患者で急速に増大する甲状腺腫が出現したときは、本症を疑い、検査を進めた方がよい。

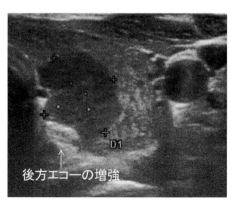

図15 悪性リンパ腫

ⅵ. 髄様癌

髄様癌の超音波所見は多岐にわたり、超音波検査だけで診断することは困難である。典型例では、円形で低エコーの充実性腫瘤である。境界明瞭で、辺縁部低エコー帯は認めず、内部の多数の石灰化が特徴とされている。

ⅶ. 未分化癌

形状は不整で、内部エコーの低下は著明で不均質である。内部に点状高エコーを認めることが多い。急速に増大し、多くは周囲組織への浸潤も認められ、頸部リンパ節への転移も著明である。

3. どのような結節性病変に穿刺吸引細胞診を行うのか？　専門医に紹介すべきか？

甲状腺内に結節を認めた場合、最も大切なことは、穿刺吸引細胞診を行うべきか？専門医に紹介すべきか？の判断である。結節性病変では、囊胞性病変、充実性病変および甲状腺外腫瘤や頸部リンパ節腫大の有無により方針が異なる。**図16**にその目安を示す。充実性病変を伴わない囊胞や5mm以下の充実性病変は、基本的には、経過観察となる。下記のような所見が存在するときは、穿刺吸引細胞診が可能

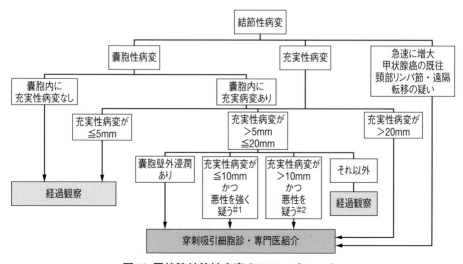

図16 甲状腺結節性病変のフローチャート

♯1：充実部分の形状不整、境界の不明瞭・粗雑、内部エコーが低・不均一、微細高エコー多発、境界部低エコー帯 不整／なしが複数ある場合。
♯2：上記の悪性所見のうち1つだけある場合。

な医療機関か、専門医に紹介する。

1. 20mm を超える充実性病変
2. 5mm より大きく20mm 以下の充実性病変の場合

①10mm 以下で、悪性を強く疑う場合(**表11**の悪性所見が複数ある場合)[#1](**図16**脚注)

②10mm より大きく、悪性を疑う場合(**表11**の悪性所見のいずれかがある場合)[#2](**図16**脚注)

引用文献

1) 日本甲状腺学会(編):甲状腺の臨床(疫学):甲状腺機能低下症. 甲状腺専門医ガイドブック, 改訂第2版, p44, 診断と治療社, 東京, 2018.

2) 浜田　昇:一般外来で見逃してはいけない甲状腺疾患の頻度. 日本医事新報 3740:22, 1995.

3) 山田正信, ほか:内科医としての内分泌疾患へのアプローチ;内分泌疾患を見落さないために. 日本内科学会雑誌 101(4):1034, 2012.

4) 浜田　昇:甲状腺疾患を見逃さないように. 甲状腺疾患診療パーフェクトガイド, p9, 診断と治療社, 東京, 2014.

5) 赤水尚史, 吉村　弘, 山田正信:甲状腺ホルモンと関連疾患. 日本甲状腺学会雑誌 8(2):11, 2017.

6) 藤波茂忠:甲状腺機能異常と精神症状. 医学のあゆみ 157:67, 1991.

7) 山田正信, ほか:甲状腺疾患の診断とピットフォール:甲状腺機能評価のピットフォール. 日本内科学会雑誌 109:550, 2020.

8) 日本甲状腺学会(編):甲状腺自己抗体;抗TSH受容体抗体. 甲状腺専門医ガイドブック, 改訂第2版, p63, 診断と治療社, 東京, 2018.

9) 日本甲状腺学会(編):甲状腺自己抗体;抗サイログロブリン抗体と抗甲状腺ペルオキシダーゼ抗体. 甲状腺専門医ガイドブック, 改訂第2版, p66, 診断と治療社, 東京, 2018.

10) 日本乳腺甲状腺超音波医学会, 甲状腺用語診断基準委員会(編):甲状腺超音波診断ガイドブック. 改訂第3版, 南江堂, 東京, 2016.

Ⅲ 代表的な甲状腺疾患の診断と治療

略語	欧文	和文
ACTH	adrenocorticotropic hormone	副腎皮質刺激ホルモン
ANCA	anti-neutrophil cytoplasmic antibody	抗好中球細胞質抗体
AFTN	autonomously functioning thyroid nodule	自律性機能性甲状腺結節
FT$_3$	free triiodothyronine	遊離トリヨードサイロニン
FT$_4$	free thyroxine	遊離サイロキシン
GnRH	gonadotropinreleasing hormone	ゴナドトロピン放出ホルモン
GTH	gestational transient hyperthyroidism	妊娠性一過性甲状腺機能亢進症
hCG	human chorionic gonadotropin	ヒト絨毛性ゴナドトロピン
KI	potassium iodide	ヨウ化カリウム
MMI	thiamazole	チアマゾール
MPO-ANCA	anti-neutrophil cytoplasmic myeroperoxidase antibody	抗好中球細胞質ミエロペルオキシダーゼ抗体
NTI	non-thyroidal illness	非甲状腺疾患
PTU	propylthiouracil	プロピルチオウラシル
Tg	thyroglobulin	サイログロブリン
TgAb	anti thyroglobulin antibody	抗サイログロブリン抗体
TMNG	toxic multinodular goiter	中毒性多結節性甲状腺腫
TPOAb	thyroid peroxidase antibody	抗甲状腺ペルオキシダーゼ抗体
TRAb	TSH receptor antibody	抗 TSH 受容体抗体
TSBAb	thyroid stimulating blocking antibody	甲状腺刺激阻害抗体／阻害型抗TSH受容体抗体
TRH	thyrotropin-releasing homorne	甲状腺刺激ホルモン放出ホルモン
TSAb	thyroid stimulating antiododody	甲状腺刺激抗体
TSH	thyroid-stimulating hormone	甲状腺刺激ホルモン

1 ▪ 甲状腺中毒症

A. 甲状腺中毒症と甲状腺機能亢進症は同じではない！

　甲状腺中毒症(thyrotoxicosis)は血中の甲状腺ホルモンが過剰な状態と定義されている。**甲状腺機能亢進症(hyperthyroidism)**は甲状腺の働きが亢進し、甲状腺ホルモンの合成が増加した状態を示している。バセドウ病は甲状腺の働きが亢進(hyperthyroid)し、甲状腺ホルモンの合成が盛んになり、その結果、血中に甲状腺ホルモンが過剰に蓄積されて、甲状腺中毒症(thyrotoxicosis)となった状態である。バセドウ病以外でも、血中甲状腺ホルモンが過剰になる状態はある。例えば、破壊性甲状腺炎では甲状腺組織が破壊されて、甲状腺内の甲状腺ホルモンが血中に漏出する。その結果、甲状腺ホルモンが血中で上昇し、甲状腺中毒症となる。

> **・ポイント**　バセドウ病は甲状腺機能亢進症や甲状腺中毒症と同義語ではない。

B. 甲状腺中毒症をきたす病態

　甲状腺中毒症をきたす疾患と病態は**表1**[1]に示すように、多くのものがある。実臨床ではバセドウ病が最も多く、約70％を占める。残り30％近くが破壊性甲状腺炎による中毒症である[2]。この中に無痛性甲状腺炎(20％)と亜急性甲状腺炎(10％)がある。約1～3％の頻度で妊娠性一過性甲状腺機能亢進症がある。

表1　甲状腺中毒症をきたす疾患

1. 甲状腺でホルモン産生が高まる場合
   ① バセドウ病
   ② TSH産生下垂体腫瘍
   ③ ヒト絨毛性ゴナドトロピン（hCG）による
      a. 妊娠性一過性甲状腺機能亢進症
      b. 胞状奇胎
   ④ 甲状腺機能結節
      a. 中毒性結節性甲状腺腫（Plummer病）
      b. 機能性多結節性甲状腺腫
2. 甲状腺の破壊による甲状腺ホルモンの漏出
   ① 亜急性甲状腺炎
   ② 無痛性甲状腺炎
   ③ 橋本病の急性増悪
   ④ 急性化膿性甲状腺炎
   ⑤ 放射線による甲状腺炎
3. 外部からの甲状腺ホルモンの摂取
   ① 甲状腺ホルモン薬の過剰摂取
   ② やせ薬、漢方薬中に甲状腺ホルモン薬の混入
4. 他臓器での甲状腺ホルモン産生
   ① 卵巣甲状腺腫（類皮嚢胞腫）

（文献1）を一部改変）

C. 甲状腺中毒症の鑑別に役立つ問診と臨床症状

1. バセドウ病に特有な症状があるか？

　眼球突出、眼瞼腫脹、複視などの眼症状があれば、バセドウ病の可能性が高くなる。

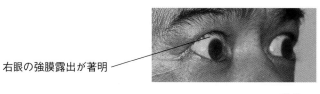

右眼の強膜露出が著明

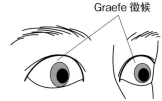

Graefe 徴候

図1　眼球突出

40

2. 甲状腺中毒症状の程度と罹病期間は？

動悸、発汗、体重減少などの代謝亢進の症状が3ヵ月以上続くときは、バセドウ病が疑われる。**無痛性甲状腺炎**ではバセドウ病と違い、通常は3ヵ月以内に改善し、3ヵ月以上にわたり甲状腺中毒症状が続くのは稀である。その後、一過性の機能低下症になり、正常に戻る。また、甲状腺中毒症状も軽いことが多い。

3. 甲状腺に自発痛または圧痛があるか？

亜急性甲状腺炎、慢性甲状腺炎の急性増悪、急性化膿性甲状腺炎などの鑑別が必要になる。

4. 妊娠初期に出現した甲状腺中毒症ではないか？

寛解したバセドウ病では、妊娠初期に再燃し甲状腺機能亢進症になることがある。また、ヒト絨毛性ゴナドトロピン（human chorionic gonadotropin；hCG）の甲状腺刺激作用による妊娠性一過性甲状腺機能亢進症もある。妊娠悪阻の強い妊婦や多胎妊婦に、妊娠性一過性甲状腺機能亢進症が多いと言われている。

5. 出産後の甲状腺中毒症ではないか？

出産後2～5ヵ月に出産後甲状腺炎が発症し、出産後4～7ヵ月に出産後バセドウ病が発症することがある。

6. 無機ヨウ素の過剰摂取はないか？

昆布だしを含め昆布類の多食、ヨウ素含有うがい薬剤を常用している場合は、バセドウ病よりも無痛性甲状腺炎が疑われる。

7. 薬剤による甲状腺中毒症はないか？（表2）

破壊性甲状腺炎を発症させる薬剤と、バセドウ病を発生させる薬剤がある。使用薬剤の問診が必要である。

表2　甲状腺中毒症をきたす主な薬剤

1　バセドウ病と無痛性甲状腺炎のいずれも起こす薬剤
　1）アミオダロン
　2）インターフェロン
　3）ゴナドトロビン放出ホルモン誘導体
　4）炭酸リチウム
2　バセドウ病を起こす薬剤
　1）抗ヒト免疫不全ウイルス薬
3　無痛性甲状腺炎を起こす薬剤
　1）免疫チェックポイント阻害薬
　2）分子標的治療薬
4　甲状腺ホルモン製剤
　1）甲状腺ホルモン剤を含有した、いわゆるやせ薬と健康食品

・ポイント　問診と臨床症状で、甲状腺中毒症をきたす疾患を絞り込むことができる。

引用文献

1）　吉村　弘：甲状腺ホルモン異常のアプローチ．日本内科学会雑誌103(4)：855-861, 2014.
2）　日本甲状腺学会（編）：バセドウ病の診断基準；鑑別診断．バセドウ病治療ガイドライン2011, p3, 南江堂, 東京, 2011.

2 ▪ バセドウ病

A. バセドウ病の診断

　バセドウ病は自己抗体による自己免疫疾患である。TSH受容体に対する自己抗体（抗TSH受容体抗体：TSH receptor antibody；TRAb）によって甲状腺が過剰に刺激され、甲状腺ホルモンが多く合成・分泌される。その結果、甲状腺中毒症が発症する。したがって、抗TSH受容体抗体の存在が診断の決め手の1つになる。日本甲状腺学会のバセドウ病診断ガイドライン（**表1**）での診断基準は臨床所見の1つ以上に加えて、検査所見の4項目を有するものとなっている。

表1　バセドウ病の診断ガイドライン（2022年6月2日改定）

a) 臨床所見
　1.頻脈、体重減少、手指振戦、発汗増加等の甲状腺中毒症所見
　2.びまん性甲状腺腫大
　3.眼球突出または特有の眼症状
b) 検査所見
　1.FT$_4$、FT$_3$のいずれか一方または両方高値
　2.TSH低値（0.1μIU/mL以下）
　3.抗TSH受容体抗体（TRAb）陽性、または甲状腺刺激抗体（TSAb）陽性
　4.典型例では放射性ヨウ素（またはテクネシウム）甲状腺摂取率高値、シンチグラフィでびまん性

[診断]
　1）バセドウ病
　　a)の1つ以上に加えて、b)の4つを有するもの
　2）確からしいバセドウ病
　　a)の1つ以上に加えて、b)の1.2.3.を有するもの
　3）バセドウ病の疑い
　　a)の1つ以上に加えて、b)の1と2を有し、FT$_4$、FT$_3$高値が3ヵ月以上続くもの

（日本甲状腺学会：バセドウ病の診断ガイドライン　https://www.japanthyroid.jp/doctor/guideline/japanese.html#basedouによる）

・診断のポイント　バセドウ病は下記の4項目で診断される
　① 中毒症状、甲状腺腫、眼症状の中で1つ以上の存在
　② FT$_4$・FT$_3$の高値（いずれか一方のこともある）
　③TSH低値
　④TRAb陽性、またはTSAb陽性

memo 診断ガイドラインの検査所見について

a. 検査所見1と2（FT$_4$・FT$_3$の高値、TSHの抑制）⇒甲状腺中毒症の診断

b. 検査所見3は本症の原因物質であるTRAbの存在⇒バセドウ病の診断

　注：TRAbが陰性の場合には甲状腺刺激抗体（TSAb）を測定して確認するが、第3世代TRAb測定法を用いるとTSAb測定の必要性はほとんどなくなった[1]。

c. 検査所見4の甲状腺摂取率と甲状腺シンチグラフィについて

　1）[123]I甲状腺摂取率と甲状腺シンチグラフィの有用性は？

　　a) バセドウ病の確定診断ができる。

　　b) 鑑別診断上、バセドウ病と最も区別すべき無痛性甲状腺炎が除外される。

　　　①無痛性甲状腺炎の一部の症例にTRAbが偽陽性のときがある。

　　　②バセドウ病の再燃なのか、または、TRAb陽性のまま寛解したバセドウ病に無痛性甲状腺炎が発症したのかが、鑑別が困難なときがある。バセドウ病ではTRAbが陽性のまま寛解することがある。

　2）甲状腺摂取率検査が実施できないときは診断ガイドラインの「確からしいバセドウ病」の診断で治療を開始する。

　　　妊婦や小児の場合は放射性ヨウ素による検査は実施できない。クリニックでは甲状腺摂取率検査ができない。これらの場合は、検査所見1・2・3の結果でバセドウ病の診断がなされている。すなわち、診断ガイドラインの「確からしいバセドウ病」の診断で、治療を開始してもよいことになっている。

　3）甲状腺摂取率検査ができないときは、甲状腺超音波検査が診断に役立つ。

　　　甲状腺摂取率検査ができないときは、甲状腺エコーでの甲状腺血流測定が鑑別診断に有用である。バセドウ病では甲状腺血流が増加する。一方、無痛性甲状腺炎では低下する。

　　　甲状腺中毒症をきたす主な疾患の鑑別診断フローチャートを**図1**[2]に示す。

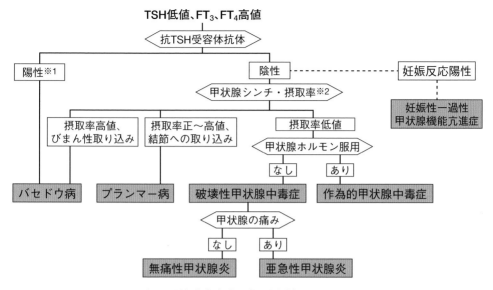

図1　主な甲状腺中毒症の鑑別診断フローチャート
※1：抗TSH受容体抗体が陽性でも稀に無痛性甲状腺炎などの場合がある。
※2：シンチ・摂取率の代用として、甲状腺超音波検査による血流量測定でもよい。
（厚生労働省：主な甲状腺中毒症の鑑別診断フローチャート．重篤副作用疾患別対応マニュアル：
　甲状腺中毒症，p18, 2022年2月による）

B.　バセドウ病診断時の留意点は？

1. 甲状腺機能亢進症の持続期間に注意する

　診断ガイドラインでは、甲状腺中毒症所見とFT$_4$・FT$_3$のいずれか一方、または両方の高値とTSH低値が3ヵ月以上続くことで「バセドウ病の疑い」と診断される。

2. 無痛性甲状腺炎を除外する

　バセドウ病と鑑別すべき第一の疾患は無痛性甲状腺炎である。無痛性甲状腺炎とバセドウ病では治療法が異なる。抗TSH受容体抗体が陰性なら、無痛性甲状腺炎の可能性が高くなるが、未治療のバセドウ病患者の数％に抗体陰性のことがある。逆に、一部の無痛性甲状腺炎で抗TSH受容体抗体が陽性のことがある。代表的な甲状腺中毒症（バセドウ病、無痛性甲状腺炎、亜急性甲状腺炎）の鑑別診断を80頁**表5**に記載している。

3. FT₃も同時に測定すること

甲状腺機能のスクリーニングはTSHとFT$_4$の測定だけで可能だが、甲状腺機能亢進症が疑われる患者では TSH、FT$_4$だけでなく、最初からFT$_3$も測定した方がよい。バセドウ病ではFT$_4$と比べてFT$_3$が高値を示すことがある。また、バセドウ病の再燃時にはFT$_3$のみ高値となり、FT$_4$は正常のことがある。

4. バセドウ病に特有な眼症状を認めるが、TSH と FT₄・FT₃ が正常のときがある

バセドウ病眼症があり、甲状腺機能が正常で、かつ抗TSH 受容体抗体または甲状腺刺激抗体が陽性のときはeuthyroid Graves'disease と呼ばれている。甲状腺中毒症状も示さず、甲状腺腫は小さくて軟らかい。

5. 高齢者のバセドウ病は発見が遅れることがある

高齢者では臨床症状と眼症状に乏しく、甲状腺腫も目立たない。体重減少、食欲不振の訴えより、癌と間違われることがある。心房細動の精査中に発見されることもある。

C. バセドウ病の治療

1. バセドウ病治療の概略

抗甲状腺薬治療、^{131}I 内用療法（アイソトープ治療）、手術療法の3つがある。どの治療を選択しても、比較的短期間に甲状腺機能が改善し始めるという点では、いずれも効果的である。

手術療法の歴史は古く、甲状腺の部分切除は100年以上前より行われている。放射性ヨウ素内用療法も60年以上の歴史がある。いずれの治療も効果と安全性が確立している。手術治療もアイソトープ治療も腫大した甲状腺を減らして、甲状腺ホルモンの産生と分泌を抑制する目的で行われ、甲状腺機能亢進状態が早期に改善される。

　米国ではこれまで70％以上の未治療患者がアイソトープ治療で治療されていたが、近年は、約4割が抗甲状腺薬で治療を開始されるようになり、アイソトープ治療の割合が減少している[3]。日本ではアイソトープ治療の割合は低く、抗甲状腺薬を第一選択にしている。

　抗甲状腺薬は1940年代につくられ、70年近く使用されている。プロピルチオウラシル（propylthiouracil；PTU）は1946年に、チアマゾール（thiamazole；MMI）は1949年に登場した。その後、使用可能な新薬は発売されていない。抗甲状腺薬は甲状腺ホルモンの産生を抑制し、甲状腺ホルモンの血中レベルを徐々に下げていく。バセドウ病の原因であるTRAbも低下する。これは抗甲状腺薬の特異的効果ではなく、手術でもアイソトープ治療（治療後に一時的にTRAbが上昇するが）でも、TRAbは低下する。抗甲状腺薬治療、アイソトープ治療、手術療法で甲状腺機能を正常に保てば、自己免疫反応も低下していく。

2. 三大治療法の長所と短所

a. 抗甲状腺薬は外来で直ちに使用できる

　わが国で用いられているのは、チアマゾール（MMI、メルカゾール®）とプロピルチオウラシル（PTU、プロパジール®とチウラジール®）である。MMIとPTUは甲状腺機能亢進症に対する効果は確実である。

長所としては

　① 外来で直ちに使用できる

　② 投与対象患者の制限がほとんどない

　③ 不可逆的な甲状腺機能低下症に陥ることがほとんどない

などがある。

短所としては

　① 寛解率が低い

　② 寛解に至るまでの治療期間が長い

　③ 副作用が多い

などがある。

　副作用予防のために、投与前に血算と血液生化学的検査が必ず必要である。

患者が治療法（抗甲状腺薬治療、手術療法、アイソトープ治療）の選択で悩んでいるときは、まず抗甲状腺薬で治療を開始する。

b. ^{131}I 内用療法の長所と短所

　アイソトープ治療はバセドウ病のほかに、甲状腺癌の肺と骨転移症例、機能性結節性甲状腺腫に使用されている。^{131}I が出す β 線により甲状腺細胞を破壊する治療法で、バセドウ病の治療として安全で、かつ効果は確実である。手術と同様に、甲状腺機能体積を減らすことで甲状腺機能を回復させる。

適応は

① 抗甲状腺薬で副作用が出現したとき

② バセドウ病の再発例

③ 甲状腺摘出術後の再発例

④ 甲状腺腫が大きい患者

　アイソトープ治療の短所は甲状腺機能低下症になる可能性が高いことである。永続的甲状腺機能低下症になれば、甲状腺ホルモンの補充療法が必要になるが、甲状腺機能のコントロール自体はむしろ容易になる。アイソトープ治療後のバセドウ病眼症の発症または増悪にも注意が必要である。妊婦、授乳婦にはもちろん使用できない。アイソトープ治療後 6 ヵ月間は避妊すべきである。5 歳未満は禁忌で、5 〜 18 歳の患者では特別な場合のみ容認される。

c. 手術療法は効果が早くて、確実である

適応は

①早く寛解を希望する患者

②早急の妊娠を希望する患者

③甲状腺腫が大きい患者

④甲状腺癌の合併症例

⑤抗甲状腺薬に難治性である例、副作用で継続投与ができない症例、服薬コンプライアンスの悪い症例

⑥アイソトープ治療が使えない症例

ⅰ．全摘か亜全摘か？

　切除範囲に対する考えも変遷がみられている。現在は一側葉を全摘し、対側葉の2g以下を残す亜全摘、もしくは甲状腺全摘術が専ら行われている。「バセドウ病治療ガイドライン2019」では甲状腺全摘術を推奨している。

ⅱ．甲状腺全摘術を推奨するときは？

　重症のバセドウ病眼症や近い将来に妊娠を希望する女性の場合は、全摘術が選択される。全摘すると再発がないので、甲状腺機能のコントロールが容易になる。抗TSH受容体抗体も全摘術の方がよく低下し、免疫学的寛解が得られやすい。しかし、全摘術では永続的な甲状腺機能低下症が必発であることと、手術合併症の頻度がやや高いことが劣る点として挙げられる。

　バセドウ病の三大治療法の長所と短所を**表2**に示す。

表2　バセドウ病の三大治療法の長所と短所

治療法	長所	短所
抗甲状腺薬治療	外来で直ちに使用できる 対象の制限がほとんどない	寛解率が低い 治療期間が長い 副作用に注意が必要である
アイソトープ治療	安全である 効果が確実である 外来で治療できる	将来、甲状腺機能低下症になる可能性が高い バセドウ病眼症が発症または増悪することがある 妊婦・授乳婦には使用できない
手術療法	効果が早い 効果の確実性が最も高い	稀に反回神経麻痺や副甲状腺機能低下症を合併する 熟練した甲状腺外科専門医が必要である

3. 3つの治療法の長所と短所を患者に十分に説明し、その1つを選択する

以下に示す患者の状態と患者の希望を考慮して治療法を決定する。

①早急に甲状腺機能を正常化すべきか？

②妊娠の可能性があるか？

③初回治療か、再発か？

④治療経過が長いか？

⑤甲状腺腫が大きいか？

4. 患者が治療法の選択に悩んでいるときはどうするか？

抗甲状腺薬治療、手術療法、アイソトープ治療の選択で悩んでいるときはまず、抗甲状腺薬で治療を開始する。治療法は途中で、いつでも変更できる。手術療法やアイソトープ治療を選ぶ場合でも、安全に治療を行うためには、あらかじめ抗甲状腺薬で甲状腺機能を改善しておくことが望ましい。

5. 緊急治療を必要とする患者か？

以下に述べる症状または所見があるときは、甲状腺クリーゼに陥る危険性があるので直ちに専門病院へ搬送する。
①頻脈性の心房細動がある
②心不全症状がある
③感染症や重症の糖尿病などの合併症がある
④発熱に加えて食欲不振、下痢などの消化器症状がある、など
嘔吐、下痢などの症状は急性胃腸炎でも出現するが、急性胃腸炎が重症化するとクリーゼを誘発すると言われている。

> **・ポイント**　甲状腺クリーゼの可能性が疑われたら、直ちに専門病院に紹介する。

D.　抗甲状腺薬による治療

抗甲状腺薬による治療法については、「バセドウ病治療ガイドライン2019」を一部、参考にして述べる。

1. 抗甲状腺薬の第一選択：MMI か PTU か？

「バセドウ病治療ガイドライン2019」ではMMIとPTUを治療効果、副作用、コンプライアンスの面より比較検討した結果、MMIを推奨している。MMIが甲状腺ホルモンを早く正常化し、副作用も少ない。一方、PTUは重大な副作用が有意に高頻度に出現する。しかし、妊娠5週0日〜9週6日は催奇性の観点より、PTUが

推奨されている。

2. 抗甲状腺薬の投与法、胎盤通過性、授乳制限について

　抗甲状腺薬の投与法は抗甲状腺薬の薬物動態で決定される。抗甲状腺薬の半減期、作用時間、胎盤通過性、乳汁への分泌量を**表3**に示す。MMIは経口投与後、速やかに吸収される。MMIの血中半減期と作用時間は長いので、1日1回の服用で作用効果が持続される。一方、PTUの血中半減期と作用時間は短いので、1日2〜3回の分割服用が必要である。抗TSH受容体抗体は胎盤を通過するので、胎児も甲状腺機能亢進症になる。抗甲状腺薬も胎盤を通過するので、母体の治療は胎児の治療にもなる。MMIとPTUの胎盤通過性には差はない。PTUは300mg/日以下であれば授乳を制限する必要はない。MMIは乳汁中分泌量が多いが、10mg/日以下であれば授乳を制限する必要はない。

表3　抗甲状腺薬の薬物動態

	PTU	MMI
血中半減期	1〜2時間	4〜6時間
作用時間	6〜8時間	24時間
胎盤通過性	あり	あり
乳汁中分泌量	少ない	多い

3. 抗甲状腺薬の初期投与量の設定は?(未治療バセドウ病の場合)

　MMIもPTUも副作用の多い薬剤である。治療上、悩むのは副作用の出現である。副作用は用量依存性に出現するので、投与開始時にはその特性を熟知しておく必要がある。

　ⅰ. 適切な投与量の選択

　①甲状腺機能亢進症の程度

　②合併症の有無

③治療の緊急性

などを考慮して決定する。

　ⅱ. 初期投与量の設定

①軽症〜中等症（FT₄ 5ng/dL未満）ではMMI 15mg/日

②重症（FT₄ 5ng/dL以上）ではMMI 15mg/日＋無機ヨウ素（ヨウ化カリウム；
　KI）50mg/日の併用

　ⅲ. 十分量を最初から投与する

①抗甲状腺薬は降圧薬などと異なり、最初から十分量を投与する。副腎皮質ホル
　モン薬の使い方に似ている。

②投与後は甲状腺ホルモンの正常化に応じて減量する。

・ポイント　MMIの初期投与量は、治療開始前のFT₄値により決定される。
　　　　　①FT₄ 5ng/dL未満では、15mg/日で十分である。
　　　　　②FT₄ 5ng/dL以上では、MMI15mg/日＋ヨウ化カリウム(KI)50mg/日
　　　　　の併用が効果および安全性の面で優れている。

---

memo　MMIの初期投与量の変遷；「バセドウ病治療ガイドライン」より
　　　　　「バセドウ病治療ガイドライン2011」では、重症例で30mg/日まで投与
可能だったが、「バセドウ病治療ガイドライン2019」ではMMI 30mg/日は
安全性の面より控えるべきである、と変更になった。さらに、治療効果と副
作用発現の観点から、治療開始前のFT₄値に応じて、抗甲状腺薬の投与量を
適切に選択することが必要である、と明記された。

memo　　抗甲状腺薬と無機ヨウ素の併用療法は1946年頃より知られている。米国
甲状腺学会のガイドラインでも甲状腺中毒症の速やかな改善が期待できると
推奨している。

4. 投与開始時から副作用の出現に注意

　抗甲状腺薬の副作用は、ほとんどが服用開始3ヵ月以内に出現する。したがって、
最初の2ヵ月間は2週間ごとに診察し、副作用の早期発見のために採血する。血算、
特に白血球数とその分画、AST、ALT、γ-GTP、総ビリルビンなどを調べる。副作
用については57頁で詳述する。

> **・ポイント**　　副作用の多くは内服開始後、3ヵ月以内に出現する。
> 内服開始後、最初の2ヵ月間は2週間ごとに採血のこと。

5. 抗甲状腺薬の減量開始時期は？

　抗甲状腺薬の減量の時期は、FT_4・FT_3が十分に正常化したときである。抗甲状腺薬で治療開始直後は、TSHの抑制はしばらく改善しないので、FT_4とFT_3を治療目標（モニター）にする。

memo　**抗甲状腺薬の効き方には個人差がある**
①甲状腺腫が大きくて、TRAbの高値の患者では、治療抵抗性の傾向にあるので、慎重に減量する。
②逆に、抗甲状腺薬が効きやすい患者では、減量が遅れると、一時的な甲状腺機能低下状態となり、体重増加などをきたす。
③抗甲状腺薬が効きやすいか否かの目安は、実際に抗甲状腺薬を投与して次回に測定した甲状腺ホルモン値がよく低下していたら、抗甲状腺薬が効きやすいと、判断できることが多い。

> **・ポイント**　　・FT_4・FT_3が十分に正常化（TSHが低値の状態でも）したら、減量を開始する。
> ・抗甲状腺薬の効果に個人差がある。
> ・甲状腺腫が大きくてTRAbが高値の症例は効き難い。

6. 抗甲状腺薬の減量法は？

甲状腺機能が十分に正常化したら、
①MMI 15mg/日から開始したときは、10mg/日に減量する。
②PTU 150mg/日で開始したときは、100mg/日に減量する。
③その後は4～6週間間隔でFT_4・FT_3・TSHを測定する。
④さらに、FT_4・FT_3が正常範囲にあるのを確認しつつ、MMI 5mgまたはPTU 50mgに減量する。
⑤組織内T_3・T_4の低下は血中よりはるかに遅いために、血中ホルモンが正常化しても、しばらくは機能亢進症状が続くことがある。

memo MMIを減量中に、再燃したときの対応は？

① 15mg／日から10mg／日に減量後、再燃が見られたら⇒
15mg／日と10mg／日を交互（隔日投与）に内服させる。

② 10mg／日から5mg／日に減量後、再燃が見られたら⇒
10mg／日と5mg／日を交互（隔日投与）に内服させる。

memo ヨウ化カリウム50mg／日とMMI 15mg／日の併用で治療中の減量法は？

① FT$_4$が正常化したら、ヨウ化カリウムを50mg／日から25mg／日に減量する。

② FT$_4$の正常化（FT$_4$の正常・下限を目標に）を保ちながら、ヨウ化カリウムを減量・中止する。FT$_3$の正常化は問わない。

③ ヨウ化カリウム中止後はMMIのみで調整する。

註：ヨウ化カリウム投与が4週間続くと、甲状腺腫が大きくなることがあるので、ヨウ化カリウムの投与は3ヵ月以内にとどめた方がよいという報告もある。

7. FT$_3$・FT$_4$ が正常化した後はTSHを治療目標にする

TSHの抑制が消失し、測定感度以上になったら、治療目標はTSH値になる。TSHが正常範囲（基準値）にあることを目標にして、抗甲状腺薬を減量する。

memo もし、減量の経過中に、TSHが測定感度以下に抑制されてきたときは再燃の兆しと考え、減量前の投与量に戻す。または、減量前と減量後の投与量を交互に（隔日）に内服させてもよい。

8. 検査値を読むときに注意することは？

抗甲状腺薬で治療を継続しているとき、FT$_4$・FT$_3$・TSHの変化に乖離が見られることがある。

① FT$_4$・FT$_3$が正常化しても、TSHの抑制は続き、TSHの改善が遅れることがある。

② FT$_3$の正常化はFT$_4$の正常化と比較して、遅れる傾向にある。

③ FT$_3$が高いほど、抗甲状腺薬による寛解率が低い傾向にある。抗甲状腺薬に抵抗性の症例ではFT$_3$が正常化し難い。

④ FT$_4$が正常値でFT$_3$が高値の症例は、T$_3$優位型バセドウ病（T$_3$ toxicosis）と呼ばれている。

・FT₃の正常化はFT₄の正常化より遅れることが多い。
・治療抵抗性のバセドウ病では、FT₄に比べて、FT₃が正常化し難い。

9. 治療開始後の甲状腺機能の検査間隔は？

①治療開始直後：重症度に応じて、2〜6週間隔で測定。

②甲状腺機能が十分に正常範囲に入った後：4〜6週間隔で測定。

③維持量内服中：2〜3ヵ月ごとに測定し、FT₄・FT₃・TSHが正常範囲内にあることを確認する。

④抗甲状腺薬中止後：中止後、初めての6ヵ月間は2〜3ヵ月ごとに測定し、その後は徐々に間隔を延ばし、1年後は6〜12ヵ月ごとに検査する。

10. 維持量の決め方は？

抗甲状腺薬1錠（MMIでは5mg、PTUでは50mg）/日投与、または隔日投与まで減量後にFT₄・FT₃・TSHの正常化が維持できたら、この投与量を維持量とする。

11. 抗甲状腺薬中止の目安は？

抗甲状腺薬治療中のバセドウ病が寛解しているかどうかを正確に判断できる方法は現在のところない。中止の目安としてこれまでは、TRH テスト、T₃抑制試験、血中Tg 値、血中T₃/T₄ 比、などが用いられた時期もあったが、いずれも確実に予測することは困難であった。現在、簡便さの点よりTRAb が参考にされている。TRAb 陰性のものは陽性のものに比べて寛解率が有意に高く、その後の再燃率も低い。一方、TRAb 高値のものは再発することが多い。しかし、TRAb 陰性でも約30％が再発するし、また、TRAb 陽性でも約30％は寛解するので、現状では、TRAb 単独での予後の予測は難しい。

 抗甲状腺薬の休薬時点で、TRAb陰性の方が寛解率は高いが、TRAb単独で個々の患者の再燃を予測するのは難しい。

　　　　　①抗甲状腺薬1錠隔日投与で、6ヵ月以上TSHを含めた甲状腺機能が正常な
　　　　　　場合には、休薬を検討しもよい。
　　　　　②抗甲状腺薬を最少量まで減量したうえで休薬する方が寛解率は高い。
　　　　　③維持量の投与期間が長い（12～18ヵ月）と寛解率が高い。

12. 抗甲状腺薬で治療中に予後が予測できる症例は？

・抗甲状腺薬で寛解しやすい患者：FT_4・FT_3の上昇の程度が軽度で、甲状腺腫が
　　　　　　　　　　　　　　　　　小さい症例。

・抗甲状腺薬で寛解し難い患者：若年者でFT_4・FT_3が高値で、甲状腺腫が大きい症例。

・抗甲状腺薬で甲状腺機能が正常にコントロールされていても寛解し難い患者：

①血中FT_3/FT_4比が高い症例。

②TRAbが経過中に低下しない、あるいは変動する症例。

③喫煙、精神的ストレスは予後を悪化させる。

13. 抗甲状腺薬を長期間内服後の治療は？

抗甲状腺薬を1.5～2年続けた時点で、抗甲状腺薬の休薬の見通しが立たないと
きは？

①最少量で甲状腺機能が正常にコントロールされている患者では、そのまま抗甲
　状腺薬を続けるか、

②それとも、他の治療法（手術または^{131}I内用療法）に切り替えるかを、患者に十
　分な情報を提供し、今後の治療について相談する。

14. 抗甲状腺薬中止後の経過観察は？

抗甲状腺薬中止後の再発は、1年以内に起こることが多いので、

①抗甲状腺薬中止後、初めての6ヵ月間は2～3ヵ月おきに甲状腺機能を検査す
　る。

②その後は、徐々に間隔を延ばす。

③1年以降は、6～12ヵ月おきに検査する。

1. 甲状腺機能亢進症状が出現したら、直ちに受診すること。
2. 抗甲状腺薬を中止して1年以上、甲状腺機能が正常であっても、数年後に再発することがある。
3. また、逆に甲状腺機能低下症になることもあるので、少なくとも、1年に1回は甲状腺機能検査を受けることが望ましい。

> ・ポイント　抗甲状腺薬中止後の1年間は、特に再発に注意する。
> TRAb陽性者は再発率が高いと言われている。

E.　抗甲状腺薬の副作用について

1. 投与開始時に抗甲状腺薬の副作用について十分に説明する

　MMIとPTUの副作用を**表4・5**に示している。重大な副作用として無顆粒球症、汎血球減少症、重症肝障害、劇症肝炎、MPO-ANCA関連血管炎などがある。頻度は低いが、MMI誘発性急性膵炎が報告されている[9]。

　無顆粒球症は最も重篤な副作用である。服用開始後3ヵ月以内に84％が発症するが、長期服用後に発症することもある。抗甲状腺薬服用中の患者には「発熱、咽頭痛が出現したら、単なる感冒と思わずに、直ちに服用を中止すること。医療機関を受診し、白血球数と分画を調べてもらうこと」を伝えておくことが重要である。

> ・ポイント　① 無顆粒球症は突然発症することもあり、2週間ごとの血算、白血球分画の検査でも予測できないことがある。
> ② 無顆粒球症の発症時期は？
> 　ⅰ）服用開始後3ヵ月以内に84％が発症するが、長期服用後に発症することもある[4]。
> 　ⅱ）初回投与で副作用が出なくても、寛解後の再燃時に再投与して無顆粒球症が出現することもある[5]。

表4 MMIの副作用

(1) 重大な副作用
1. 汎血球減少、再生不良性貧血、無顆粒球症、白血球減少
2. 低プロトロンビン血症、第Ⅶ因子欠乏症、血小板減少、血小板減少性紫斑病
3. 肝機能障害、黄疸
4. 多発性関節炎
5. SLE様症状
6. インスリン自己免疫症候群
7. 間質性肺炎
8. 抗好中球細胞質抗体(ANCA)関連血管炎症候群
9. 横紋筋融解症
(2) その他の副作用
1. 肝臓：AST上昇、ALT上昇等
2. 皮膚：脱毛、色素沈着、瘙痒感、多形紅斑等
3. 消化器：悪心・嘔吐、下痢、食欲不振等
4. 精神神経系：頭痛、めまい、末梢神経異常等
5. 過敏症：発疹、蕁麻疹、発熱等
6. 筋・骨格：こむらがえり、筋肉痛、関節痛
7. 血液：好酸球増多
8. その他：CK上昇、倦怠感、リンパ節腫脹、唾液腺肥大、浮腫、味覚異常(味覚減退)

(あすか製薬株式会社の添付文書．2022.6月改訂による)

表5 PTUの副作用

(1) 重大な副作用
1. 無顆粒球症、白血球減少
2. 再生不良性貧血、低プロトロンビン血症、第Ⅶ因子欠乏症、血小板減少、血小板減少性紫斑病
3. 劇症肝炎、黄疸
4. SLE様症状
5. 間質性肺炎
6. 抗好中球細胞質抗体(ANCA)関連血管炎症候群
7. アナフィラキシー
8. 薬剤性過敏症症候群
(2) その他の副作用
1. 肝臓：AST上昇、ALT上昇等
2. 皮膚：脱毛、色素沈着、瘙痒感、紅斑
3. 消化器：悪心・嘔吐、下痢、食欲不振
4. 精神神経系：頭痛、めまい、末梢神経異常
5. 過敏症：発疹、蕁麻疹、発熱
6. その他：CK上昇、こむらがえり、筋肉痛、倦怠感、リンパ節腫脹、関節痛、唾液腺肥大、浮腫、味覚異常(苦味、味覚減退)

(あすか製薬株式会社の添付文書．2021.5月改訂による)

2. 抗甲状腺薬の軽度の副作用の対応は？

実臨床で最も多いのは皮疹と軽度の肝機能異常である。

a. 痒みがない軽度の皮疹
抗甲状腺薬をそのまま続けていると皮疹が自然に消失することがある。

b. 痒みがある軽度の皮疹
抗ヒスタミン薬を投与する。それでも痒みが改善しないときは、もう一方の抗甲状腺薬に変更する。

MMIとPTUには交差反応性があるため、薬剤を変更しても副作用が出現する可能性があることを十分に説明すべきである。

c. 軽度の肝機能異常
バセドウ病では治療前より認められることがあるので、必ず投与前にAST、ALT、γ-GTP、総ビリルビンなどをチェックする。

AST、ALTが正常上限の3倍以上に上昇したら、抗甲状腺薬を中止して、ほかの治療を選択するのが安全である。

> **column2**　メルカゾール®の添付文書（2022年6月改訂）に問題あり！

添付文書2015年版が2022年6月に改訂されたが、「バセドウ病治療ガイドライン2019」と大きな違いがある。いくつかの問題点を以下に述べる。

1. 添付文書に従って治療すると、メルカゾール®の初期投与量、維持量ともに過剰投与となり、副作用の出現頻度が高くなる可能性がある。
2. メルカゾール®は妊娠初期の投与でMMI奇形症候群が発症することがあるので、妊娠5週0日〜9週6日までは避けるべきであると治療ガイドラインには記載されている。添付文書にはその記載はない。
3. ガイドラインでは、授乳婦には10mg/日まで投与可能であるが、添付文書には授乳を避けさせることが記載されている。

治療ガイドラインと添付文書の使用法の違いの詳細を次頁の**表**に示す。

表　メルカゾール®の添付文書の問題点－治療ガイドラインと対比－

	添付文書 （2022年6月改訂）	治療ガイドライン （2019年改訂）
初期投与量	30mg/日	FT₄ 5ng/dL未満では15mg/日で十分。安全面より30mgは控えるべき。
重症例の投与量	40〜60mg/日	15mg/日＋KI 50mg/日の併用を。
減量法	機能亢進症状がほぼ消失したら、1〜4週ごとに漸減	FT₄·FT₃が正常化したら減量。
維持量	5〜10mg/日	5mg/日または5mg隔日
妊娠中の投与	治療上の有益性が危険性を上回ると判断される場合にのみ投与すること。※の記載なく、妊婦には初期量15〜30mg/日と記載	※妊娠5週0日〜9週6日までは投与を避けるべきである。
授乳婦への投与	授乳を避けさせる。	10mg/日までは児の甲状腺機能をチェックすることなく、投与可能である。

F. 抗甲状腺薬以外の治療薬について

1. 無機ヨウ素薬（ヨウ化カリウム）を使用するとき

　ヨウ素は甲状腺ホルモンの材料として必須の成分である。大量の無機ヨウ素が身体に入ると、ヨウ素の有機化が抑制され、甲状腺ホルモンの合成・分泌が抑制される。この抑制効果は抗甲状腺薬よりはるかに早く出現する。また、無機ヨウ素の重篤な副作用も報告されていない。抗甲状腺薬が出現する1940年代以前は、無機ヨウ素薬治療がバセドウ病治療の主流であった。

　無機ヨウ素薬治療には、無効例や投与継続中に治療効果がなくなり、機能亢進症の再燃（エスケープ現象）が高頻度で出現する、という欠点がある。一方、軽症の甲状腺機能亢進症の患者では、無機ヨウ素薬単独でもMMIと同等に良好な治療成績を得ることが可能であるし、エスケープ現象が起こらず、寛解に至る患者の報告もある[6]。「バセドウ病治療ガイドライン2019」には、『軽症バセドウ病の患者や、甲状腺機能のコントロールに必要な無機ヨウ素投与量が多くない患者では無機ヨウ素薬単独療法を検討してもよい』、と記載されている。

memo　**無機ヨウ素薬の主な適応**

①バセドウ病の初期治療時に、抗甲状腺薬と併用

②軽症バセドウ病に、はじめから単独投与

③甲状腺機能の早期の改善が必要なとき（心不全など重篤な合併症がある場合）

④バセドウ病の術前処置

⑤バセドウ病合併の妊婦

⑥ ^{131}I内用療法後の甲状腺機能のコントロール（抗甲状腺薬が副作用で使用できないとき）

⑦甲状腺クリーゼ

2. β遮断薬を使用するとき

　甲状腺中毒症の症状を緩和させる併用薬はβ遮断薬である。甲状腺中毒症の原因にかかわらず、β遮断薬は対症療法として動悸、頻脈などを緩和する。収縮期高血圧にも有効である。また不安、振戦、熱不耐性などを緩和することを期待して、投与されている。抗甲状腺薬、無機ヨウ素薬、アイソトープ治療と併用して使用される。プロプラノロールはよく使用されているが、投与禁忌には注意が必要である。アテノロールやメトプロロールは気管支喘息には慎重投与であり、禁忌からは外れている。

> ・ポイント　β遮断薬は抗甲状腺薬の効果が出現するまで、甲状腺中毒症の症状を緩和
> させるために使用する。抗甲状腺薬の減量中でも、甲状腺中毒症の症状が
> あるときは併用可能である。

3. 抗甲状腺薬とL–サイロキシンの併用療法の適応は？

抗甲状腺薬の投与量の増減により、甲状腺機能が安定しない患者に併用する。

a. 抗甲状腺薬の維持量への減量中に、甲状腺機能が安定しないとき

　抗甲状腺薬の維持量への減量中に、抗甲状腺薬の至適用量の幅が狭い患者では、抗甲状腺薬をある量続けると甲状腺機能低下症になる。次に、その投与量から少量減量すると甲状腺ホルモンが高値となり、抗甲状腺薬のみで甲状腺機能を安定して正常に保つことが困難なときがある。この場合、甲状腺機能亢進症を抑えるのに必

要な十分量の抗甲状腺薬を投与しつつ、出現した甲状腺機能低下の程度に応じて
L-サイロキシンを併用する。

b. T₃優位型バセドウ病でFT₄・FT₃のコントロールが困難なとき

　T₃優位型バセドウ病では抗甲状腺薬でFT₄を基準値内にコントロールしても、
FT₃は高値のままである。FT₃が基準値に入るように抗甲状腺薬をさらに増量する
と、FT₄は基準値下限を下回り、TSHが上昇する。そして、甲状腺腫が増大したり，
バセドウ病眼症が増悪することがある。FT₃の高値を抑えるために、十分な量の抗
甲状腺薬を投与しながら、少量のL-サイロキシンを併用することで、甲状腺機能
を良好に維持することができる。

 　　T₃優位型バセドウ病は難治性であるので、抗甲状腺薬とL-サイロキシンの
併用を漠然と継続するのでなく、¹³¹I内用療法や手術療法を検討すべきである。

c. 活動性のあるバセドウ病眼症

　抗甲状腺薬治療中にTSHの上昇による眼症の増悪を防ぐために、抗甲状腺薬と
L-サイロキシンを併用する。

> **・ポイント**　抗甲状腺薬で治療中、甲状腺機能が変動する患者では、抗甲状腺薬とL-
> サイロキシン(少量)を併用することで、甲状腺機能を良好な状態にコント
> ロールできる。

4. 炭酸リチウムの適応は？

　本邦では炭酸リチウムのバセドウ病に対する保険適応はない。本剤は軽症から中
等症の甲状腺機能亢進症に効果がある。重篤な副作用で抗甲状腺薬が使用できない
ときや¹³¹I内用療法時の併用薬として海外で使用されている。

5. バセドウ病眼症の新しい治療薬

　抗IGF-1受容体阻害薬(テプロツムマブ)と抗TSH受容体抗体(K1-70)の治験が開
始されている。

G.　特殊なバセドウ病をどうするか？

1. 挙児希望のバセドウ病患者への対応は？

a. 挙児希望の患者には下記のことを説明し、治療の必要性を理解してもらう

①バセドウ病が適確に管理されていたら、安全に妊娠・出産が可能である。

②甲状腺機能亢進症を放置すると流産・早産・死産や妊娠高血圧症候群、低出生体重児の頻度が高くなる。

③抗甲状腺薬の方が、薬の副作用を恐れて放置するよりもはるかに安全である。

b. 妊娠初期のバセドウ病の薬物治療の第一選択薬について

「バセドウ病治療ガイドライン2019」を参考に要点を記載する。

①妊娠初期は催奇形性の観点から、妊娠5週0日から9週6日までは、MMIを避けるべきである。

②MMI内服中に妊娠が判明した場合、妊娠9週6日までであればMMIを速やかに中止し、患者の状態に応じて、休薬またはPTUや無機ヨウ素薬に変更することを強く推奨する。

③MMIの内服で頭皮欠損症、臍帯ヘルニア、臍腸管遺残、食道閉鎖症、気管食道瘻、鼻孔閉鎖症などの発生が報告されている。

memo バセドウ病妊産婦の治療は専門医に依頼する。

2. 小児のバセドウ病は専門医へ紹介

小児バセドウ病では学力低下、身長促進、落ち着きがないなどが認められることがある。小児では寛解率が低く、治療に難渋する例が多い。成長期であり、不十分な治療の与える影響が大きいので、専門医に紹介すべきであると「バセドウ病治療ガイドライン2011」に記載されている。

3. 高齢者バセドウ病の対応は？

高齢者ではバセドウ病の症状が乏しいので、診断に苦慮することがある。治療法

は通常のバセドウ病患者と同じであるが、合併症のある患者は、専門医に紹介することが勧められている。心房細動の頻度が高く、心不全になりやすいので、甲状腺機能亢進症の治療と並行して適切な全身管理が必要になる（Ⅳ章「高齢者のバセドウ病について」161頁に詳述している）。

4. 潜在性甲状腺機能亢進症は治療すべきか？

・定義：潜在性甲状腺機能亢進症は同時に測定したFT$_4$・FT$_3$が正常、TSHが低値 あるいは基準値以下と定義される。

・頻度：わが国での頻度は成人の約1.7％である。潜在性甲状腺中毒症から顕性甲状腺中毒症に移行する頻度は1～45％と言われている[7]。

・症状：甲状腺機能亢進症の症状はないことが多い。

・診断の確定：治療の前に診断の確定が重要である。一過性の甲状腺中毒症（無痛性甲状腺炎、出産後甲状腺炎や薬剤性甲状腺中毒症などによる）か、どうかを鑑別するために、TSHを複数回測定し、FT$_4$正常、TSH低値が3～6ヵ月持続することを確認のこと。また、甲状腺ホルモン服用中の甲状腺機能低下症の患者は、FT$_4$正常、TSH 低値を示すことがあるので、除外する必要がある。

・本症が及ぼす影響

① 心拡張機能障害、心房細動、虚血性心疾患、心不全のリスクが高い。

② 総死亡のリスクが高い。

③ 骨粗鬆症や骨折の危険因子である。

TSH 0.10μIU/mL 未満で、これらのリスクが高いことが報告されている[8]。

・治療：バセドウ病による中毒症では少量の抗甲状腺薬または少量の無機ヨウ素で治療する。アイソトープ治療の適用も検討する。

・治療の目安：潜在性甲状腺機能亢進症における治療の目安を**表6**[8]に示している。

memo TSH 0.10μIU/mL未満が持続する65歳以上の患者では治療が望ましい。また、65歳未満でも、TSH 0.10μIU/mL未満が持続する患者で、心血管リスク因子や心疾患、骨粗鬆症、甲状腺機能亢進症状がある場合は治療が望ましい[8]。

表6 潜在性甲状腺機能亢進症治療の目安

	TSH ＜ 0.10μIU/mL	TSH 0.10〜0.40μIU/mL
高リスク患者		
・エストロゲン製剤やビスフォスフォネート 治療を受けていない閉経後女性 ・骨粗鬆症患者 ・心疾患患者 ・高齢者(65歳以上)	治療	治療を考慮する
低リスク患者		
・エストロゲン製剤やビスフォスフォネート 治療を受けている閉経後女性 ・65歳未満で合併症なし	治療を考慮する	治療は必要なし
有症状患者	治療	治療を考慮する

（文献8）を一部改変）

H. バセドウ病患者に生活制限が必要か？

1. 禁煙すべきである

喫煙の影響：① バセドウ病とバセドウ病眼症の発症の危険性を高める。

② 抗甲状腺薬に治療抵抗性となり、再発率も高くなる

③ バセドウ病眼症も治療抵抗性となる。

2. 普通の食事ならヨウ素制限の必要はない

1.通常の食生活を行っている患者に食事性ヨウ素摂取を制限する必要はない：

わが国においては、抗甲状腺治療中にヨウ素制限を行った方がよいとするエビデンスは得られていない。

2.ヨウ素の過剰摂取は避けた方がよい：

バセドウ病治療において大量のヨウ素摂取（昆布と昆布だしの常用、根昆布のひたし汁の飲用、ヨウ素含有うがい薬の連用）は、甲状腺機能への影響を考慮することが求められているので、ヨウ素の過剰摂取は避けた方がよい。

3. 生活指導について

精神的および身体的なストレス、感染、外傷、外科手術、抜歯、激しい運動など

がバセドウ病の増悪因子になりうるので、ストレス回避や軽減のための生活指導が必要である。甲状腺機能亢進状態が十分にコントロールされていないときは、激しい運動は避ける。クリーゼを誘発するような、手術、感染症、抜歯、苦痛を伴う検査、激しい精神的ストレスなどは避けるべきである。

> **・ポイント**　禁煙を勧める。精神的および身体的ストレスがバセドウ病の増悪因子である。

I. 専門医に紹介すべきバセドウ病患者とは？

抗甲状腺薬で治療開始後、6ヵ月経っても甲状腺機能の正常化が得られない症例や甲状腺機能が正常化しても寛解を得ることが困難な難治例には、外科的治療や^{131}I内用療法を考慮する必要がある。副作用のために抗甲状腺薬が使用できない場合やバセドウ病に起因する重篤な合併症が出現したときは専門医へ紹介すべきである。甲状腺クリーゼが疑われる場合は、集学的治療が可能な医療機関へ直ちに紹介しないといけない。そのほか専門医または専門病院に紹介すべき場合を**表7**に列記する。

表7　専門医に紹介すべきバセドウ病患者

1	重症例、難治例
2	抗甲状腺薬による重篤な副作用発現例
3	副作用のため抗甲状腺薬が継続して使用できないとき
4	重篤な合併症発現例
5	妊娠、妊娠希望者
6	合併症を伴った高齢者
7	新生児、乳児、小児
8	甲状腺クリーゼが疑われる場合

引用文献

1) 日本甲状腺学会(編)：バセドウ病の診断基準. バセドウ病治療ガイドライン2019, pxxv, 南江堂, 東京, 2019.
2) 主な甲状腺中毒症の鑑別診断フローチャート. 重篤副作用疾患別対応マニュアル；甲状腺中毒症, p18, 2022年3月, 厚生労働省.

3)　日本甲状腺学会(編)：薬物療法の適応は？　バセドウ病治療ガイドライン 2019. p36, 南江堂, 東京, 2019.

4)　Nakamura H, et al：Analysis of 754cases of antithyroid drug-induced agranulocytosis over 30years in Japan. J Clin Endocrinol Metab 98：4776-4783, 2013.

5)　Kobayasi S, et al：Characteristics of aguranulocytosis as an advers effect of antityroid drugs in the second or later course of treatment. Thyroid 24：796-801, 2014.

6)　日本甲状腺学会(編)：抗甲状腺薬治療の第一選択は何か？　無機ヨウ素薬について. バセドウ病治療ガイドライン 2019, p40, 南江堂, 東京, 2019.

7)　日本甲状腺学会(編)：Basedow 病；潜在性甲状腺中毒症の診断. 甲状腺専門医ガイドブック, 改訂第 2 版, p141, 診断と治療社, 東京, 2018.

8)　今泉美彩：潜在性甲状腺中毒症と心疾患. 日本甲状腺学会雑誌 6：91-94, 2015.

9)　Yoshimura Y, et al：A Case of Methimazole-Induced Acute Pancreatitis With an HLA Allele Causing Antithyroid Drug-Induced Agranulocytosis. J of the Endocrine Society 6 (5)：2022.

▶column3　「バセドウ病治療ガイドライン2019」－どこが変わったのか？ 2011年版との対比

　バセドウ病治療ガイドラインが8年ぶりに改訂された。本ガイドラインは Minds 診療ガイドライン作成マニュアル(2016年および2017年に発行)を参考にして、バセドウ病治療ガイドライン作成委員会(委員長：吉村弘・伊藤病院)で作成され、2019年5月に発刊された。

　新たに2019年版に追加された部分と変更になった部分について、日常診療に必要な箇所の一部を紹介する。

1　2019年版の改良点は臨床医にとって読みやすく、情報量が多いことである

①記載がクリニカルクエスチョンの設問形式であるので読みやすい。

②抗甲状腺薬の副作用とその対処法について項目別に記載してある。

③特殊な病態と合併症の治療についても言及している。

④エビデンスの集積で一部変更・追加になった部分の追記が掲載されている。

2　Minds が推奨するクリニカルクエスチョン(Clinical Question：CQ)に準じた掲載形式である

問題点を明確にするために、2つのCQ に分けて掲載してある。

①Background CQ (BCQ:基礎的重要検討課題)：既にコンセンサスが得られている教科書的内容を記載するもの。

②Foreground CQ (FCQ:発展的重要検討課題)：臨床的に重要であるが、まだ結論の出ていない問題を対象にするもの。

表 「バセドウ病治療ガイドライン2019」と2011年版との対比

1.抗甲状腺薬による治療について

	2019年版	2011年版
1) 第一選択はメルカゾール®（MMI）であるが、妊娠初期は禁忌である。	妊娠5週0日〜9週6日まではは MMI を避けるべきである。10週0日〜15週6日までは MMI を避けるのが望ましい。第一選択は PTU が推奨される。無機ヨウ素薬は PTU の代替品もしくは PTU の補助薬として使用可能である。	催奇形性の観点から妊娠4〜7週は MMI を避け、PTU ないし無機ヨウ素薬を選択する。
2) メルカゾール®の初期投与量の決定は？治療開始前のFT4値に応じて投与量を決める。	初期投与量はFT4値5ng/dL未満なら MMI 15mg で十分である。30mg/日は安全性の面から控えるべきである。FT4値5ng/dL以上の重症例では MMI 30mg/日と比較し、MMI 15mg＋ヨウ化カリウム（KI）50mg/日の併用が効果および安全性で優れている。	5ng/dL以下なら15mg/日の投与。5〜7ng/dL未満のときは15mg/日でよいが正常化を急ぐときは30mg/日投与可。7ng/dL以上では30mg/日の投与。
3) 抗甲状腺薬で治療開始後の甲状腺機能の検査間隔は？	重症度に応じて2〜6週間隔。甲状腺機能が十分に正常範囲に入ったら4〜6週間隔。	月に1回程度。
4) 抗甲状腺薬中止後の甲状腺機能の検査間隔は？	中止後の6ヵ月間は2〜3ヵ月おきに検査。その後は徐々に間隔を延ばし、1年以降は6〜12ヵ月おきに検査する。	（記載なし）
5) 授乳中のバセドウ病患者に MMI、PTU、無機ヨウ素は推奨されるか？	MMI 10mg/日、PTU 300mg/日までは投与可能である。無機ヨウ素薬の投与については可能な限り避けることが推奨されている。	（MMI と PTU については2019年版と同じ）無機ヨウ素薬を内服するときは乳児の甲状腺機能を調べる必要がある。

2.^{131}I内用療法

		2019年版	2011年版
適応年齢は？		5歳未満は禁忌。5〜18歳以下では、薬物療法で重篤な副作用が発症した症例や治療抵抗性症例、外科治療が困難な症例にのみ容認される。	18歳以下は慎重投与（5歳未満については記載なし）。
挙児計画	女性	治療後6ヵ月間は避妊。	6ヵ月間は避妊。
	男性	精子への被曝の点より治療後4ヵ月を過ぎてから。甲状腺機能の安定化の点より、治療後6ヵ月過ぎてから。	（男性については記載なし）

3.外科治療

	2019年版	2011年版
術式は？	手術適応と考えられるバセドウ病は全摘術。	一側葉全摘＋対側亜全摘または全摘術。

3　最も重要である検索に使用したデータベースはPubMed, Cochrane, Embase, 医学中央雑誌である。

4　臨床医に必要な発展的重要検討課題と基礎的重要検討課題の変更部分の一部と外科治療の変更部分について説明を補足する（表）

　抗甲状腺薬は主にMMI について述べるが、PTU については2011年版とほぼ同じ内容である。

①メルガゾールの初期投与量は軽症〜中等症では15mg／日で十分である。重症例では15mg／日にKI 50mg／日の併用が効果および安全性で優れていると改訂された。2011年版では、MMIは30mg／日まで投与可能であったが、副作用の観点より15mg／日までと変更になった。

②抗甲状腺薬の副作用の早期発見のために、抗甲状腺薬投与開始後、少なくとも2ヵ月間は原則2週間隔で白血球分画、肝機能を含めた血液検査を行うことが明記された。

③授乳中のバセドウ病患者への無機ヨウ素薬の投与は、児に甲状腺機能低下症を生じる可能性があるので、可能な限り避けることが推奨された。

④ ^{131}I内用療法は5歳未満のバセドウ病患児には禁忌となった。^{131}I内用療法後4ヵ月過ぎると精子への被曝の影響は無視できると考えられたが、甲状腺機能の安定化の点も踏まえて、男性も6ヵ月間の避妊が推奨された。

⑤外科治療として甲状腺全摘術が推奨され、亜全摘では再燃率が0〜20% と報告されている。全摘術では永続的な甲状腺機能低下症が必発であることと手術合併症の頻度がやや高いことが劣る点として挙げられている。

5　新たに2019版に追加された、潜在性甲状腺機能亢進症と炭酸リチウムについて

①潜在性甲状腺機能亢進症の明確な治療の基準はないとしたうえで、米国甲状腺学会のガイドライン2016に基づいた治療指針が紹介された。

②炭酸リチウムは保険適応外ではあるが、抗甲状腺薬の副作用が出現した患者における抗甲状腺薬の代替薬として紹介された。

6　「バセドウ病治療ガイドライン2019」は専門医のみならず非専門医にも役に立つ

　実臨床で最も使用されている抗甲状腺薬（MMI、PTU）は使用開始から70年近くになる。その後、使用可能な新薬は発売さていないので、抗甲状腺薬に関する内容は、基本的には2011年版とほぼ同じであるが、その後のエビデンスの集積で変更になった部分と新たに追加された部分が日常診療に役に立つ。

　診療室の机に置きたい本の1つである。

3 ▪ 破壊性甲状腺炎

　バセドウ病は甲状腺自体の機能亢進の結果、甲状腺ホルモンが血中に増加する疾患であるが、これとは別に、甲状腺濾胞の破壊により甲状腺ホルモンが血中に増加する病態がある。これが破壊性甲状腺炎で、亜急性甲状腺炎と無痛性甲状腺炎による破壊性甲状腺炎がよく知られている。また、橋本病の急性増悪、急性化膿性甲状腺炎などでも見られる。インターフェロンやアミオダロンなどの薬剤も破壊性甲状腺炎を惹起するので留意する必要がある。ここでは亜急性甲状腺炎と無痛性甲状腺炎について述べる。

1. 亜急性甲状腺炎

　1904年、スイス人医師ドゥ・ケルヴァンが報告したので、彼の名前を付けて、de Quervain thyroiditis と呼ばれたこともある。亜急性甲状腺炎は甲状腺中毒症炎をきたす疾患のおよそ10%を占める。ほかの甲状腺疾患と同様に女性に多く、30～50歳に好発する。予後は一般に良好である。

A. 病因：ウイルス感染による甲状腺の破壊による

　上気道炎を前駆症状として発症することが多く、ウイルス感染が原因と考えられている。コクサッキーウイルス、ムンプス、麻疹、アデノウイルス、インフルエンザなどとの関連性が報告されている。

発症機序は？[1]

①ウイルス感染で甲状腺に炎症が起きると甲状腺濾胞が破壊される。

②次いで濾胞内のサイログロブリンが分解され、大量の甲状腺ホルモンが血中に放出される。

③その結果、甲状腺中毒症が発症する。血中甲状腺ホルモンの高値はサイログロブリンの貯蔵が尽きるまで続く。

④過剰な甲状腺ホルモンは下垂体のTSH分泌を抑制し、新たな甲状腺ホルモンの合成は停止する。

⑤炎症が治まると濾胞が再生されて、甲状腺ホルモンの合成・分泌が再開される。しかし、その合成は十分ではなく、多くは一過性の機能低下症になる。

⑥その後、上昇したTSHが甲状腺を刺激して、2〜4ヵ月でもとの状態に回復する。

B. 症状・徴候：急性上気道炎症状が先行する

　急性上気道炎症状が先行することが多いので、"のどの痛み"を訴える患者では甲状腺の触診が診断のヒントになる。甲状腺部の痛みは頸部から耳、後頭部へ放散する。発熱、全身倦怠感などを訴え、動悸、手指振戦などの甲状腺中毒症の症状を伴うこともある。

　甲状腺は結節様あるいはびまん性に硬く（stonyhard）腫大し、圧痛を伴う。疼痛を伴い、硬く腫大した部分が経過中しばしば反対側にも移動する。これはクリーピング現象と呼ばれ、亜急性甲状腺炎に特徴的で、creeping thyroiditis とも呼ばれている。

memo　新型コロナウイルス感染症（COVID-19）最盛期には、発熱、咽頭痛、頸部痛で受診した発熱外来患者の中に、亜急性甲状腺炎が見逃された可能性がある。また、COVID-19感染後やCOVID-19ワクチン接種後の亜急性甲状腺炎が報告されている。

C. 診断と鑑別診断

1. 診断に役立つもの：CRP、赤沈とFT$_4$の高値

　日本甲状腺学会の診断ガイドラインを**表1**に示す。急性期の診断には炎症所見とFT$_4$・TSHが有用で、典型例の診断は比較的容易である。有痛性甲状腺腫の存在が診断上重要であるが、非典型例では自発痛はなく、圧痛のみのこともある。稀に疼痛が軽度または欠如することもある。

①急性上気道炎後に出現した有痛性の甲状腺腫の存在。

②炎症所見：CRPと赤沈の亢進、白血球増多は軽度。

③甲状腺中毒症の存在：FT₄高値、TSH低値（その程度は通常は軽度から中等度）。

④甲状腺超音波検査所見：疼痛部に一致した低エコー領域を認めるのが特徴。

表1　亜急性甲状腺炎（急性期）の診断ガイドライン（2022年6月2日改定）

a) 臨床所見
　有痛性甲状腺腫
b) 検査所見
　1. CRPまたは赤沈高値
　2. FT₄高値、TSH低値（$0.1\mu IU/mL$以下）
　3. 甲状腺超音波検査で疼痛部に一致した低エコー域

[診断]
　1) 亜急性甲状腺炎
　　a) およびb) のすべてを有するもの
　2) 亜急性甲状腺炎の疑い
　　a) とb) の1および2を有するもの

[除外規定]
　橋本病の急性増悪、嚢胞への出血、
　急性化膿性甲状腺炎、未分化癌

[付記]
　1. 回復期に甲状腺機能低下症になる例も多く、小数例は永続的低下症になる。
　2. 上気道感染症状の前駆症状をしばしば伴い、高熱をみることも稀でない。
　3. 甲状腺の疼痛はしばしば反対側にも移動する。
　4. 抗甲状腺自己抗体は高感度法て測定すると未治療時から陽性になることもある。
　5. 細胞診で多核巨細胞を認めるが、腫瘍細胞や橋本病に特異的な所見を認めない。
　6. 急性期は放射性ヨウ素（またはテクネシウム）甲状腺摂取率の低下を認める。

（日本甲状腺学会：亜急性甲状腺炎（急性期）の診断ガイドライン　https://www.japanthyroid.jp/doctor/guideline/japanese.html#akyuuによる）

2. 甲状腺自己抗体：陽性のことがある

TRAbは通常、陰性である。急性期には甲状腺自己抗体（TgAb、TPOAb）が弱陽性になることがあるが、数ヵ月後に陰性化する。TgAb、TPOAbが強陽性のときは、橋本病の急性増悪との鑑別が必要になる。

3. 鑑別診断：甲状腺に疼痛を生じる疾患（表2）[1]

最も鑑別すべき疾患は橋本病の急性増悪である。橋本病の急性増悪の場合は、甲状腺自己抗体が強陽性を示し、甲状腺も高度に腫大することが多い。クリーピング現象は認めない。甲状腺嚢胞内出血や急性化膿性甲状腺炎、未分化癌では甲状腺中毒症になることは稀と言われている。

表2　有痛性の甲状腺疾患の鑑別

	甲状腺腫	好発年齢と性別	TSH	TPOAb、TgAb	超音波所見
亜急性甲状腺炎	結節性あるいはびまん性に硬い	中年女性に多い。小児は稀	初期は抑制	（－）、時に（±）	圧痛部に一致した境界不明瞭な低エコー域
橋本病の急性増悪	硬いびまん性の著明な腫大	中高年の女性	初期は抑制。その後永続性機能低下症となる。	（＋＋＋）	びまん性に不均質で低エコー
急性化膿性甲状腺炎	片側性腫大（左葉が多い）炎症が進むと皮膚発赤	小児がほとんど	低下～正常	（－）	甲状腺周囲から内部にかけて広範囲に境界不明瞭な低エコー域が広がる
嚢胞内出血	硬い結節	特になし	正常	（－）	嚢胞内に出血を示唆するデブリス様エコーを認める
未分化癌	急速に増大	高齢者	正常～軽度上昇	（－）	内部エコー不均質、境界不明瞭、周囲への浸潤像

（文献1）による）

D. 治　療

　本症は本来、self-limitedな疾患である。

・症状が軽微である場合：無治療で様子をみる。自然に軽快することがある。

・症状(発熱、疼痛など)がある場合：非ステロイド系消炎鎮痛薬(NSAIDs)を投与
する。

・症状が強いとき、NSAIDsで症状が改善しない場合：プレドニゾロン15〜20mg/
日を投与する。

　プレドニゾロンは15mg/日でも十分効果があり、症状は劇的に緩和される。

　甲状腺腫大の縮小、疼痛の消失、CRPの低下を確認しつつ、1〜2週間後に5mg
減量する。その後は、2週間ごとに5mgずつ減量する。甲状腺腫が明らかで、疼痛
があれば、プレドニゾロンは減量できない。5mg/日の2〜3週間の内服で再燃が
なければ、投与を中止する。減量を急ぐと再燃しやすいので、慎重に減量する。減
量中に再燃したら、その前の量に戻す。

memo ①プレドニゾロンの初期投与量について
　　専門家の間でもさまざまな意見がある。書籍には、15mg/日[2]、15〜
20mg/日[3]、20mg/日[1)4]、15〜30mg/日[5)6]、疼痛が高度なときは
30mg/日[4]と記載されているが、効果と副作用の面から、15〜20mg/日
で十分と思われる。

memo ②プレドニゾロン投与は亜急性甲状腺炎の予後に影響する？
　　プレドニゾロン投与が炎症改善後の甲状腺機能低下症の出現頻度を低下さ
せる、という報告がある[2]。一方、プレドニゾロン治療群が甲状腺機能低下
症に陥る症例が多いという報告もある[5]。

E. 亜急性甲状腺炎による甲状腺中毒症の経過と予後

　本症は自然経過によって、甲状腺中毒症→機能正常→甲状腺機能低下→機能正常
と、二相性に変化することが多い。動悸、手指振戦などの甲状腺中毒症の症状が強
いときはβ遮断薬を併用する。抗甲状腺薬や無機ヨウ素は無効である。機能低下症

の時期にはチラーヂン®Sを投与する。

　多くの症例が数ヵ月の経過で治癒するが、10～20％の症例で回復期に再燃する。甲状腺機能は多くの患者で正常まで改善するが、5～15％の頻度で永続的な甲状腺機能低下症に移行するといわれている[6]。

引用文献

1)　日本甲状腺学会(編)：甲状腺炎；亜急性甲状腺炎. 甲状腺専門医ガイドブック, 改訂第2版, p191, 診断と治療社, 東京, 2018.
2)　窪田純久：亜急性甲状腺炎. 甲状腺疾患の診断と治療, p69, 南江堂, 東京, 2016.
3)　渡邊奈津子：亜急性甲状腺炎. 甲状腺疾患を極める, p154, 新興医学出版社, 東京, 2018.
4)　浜田　昇：亜急性甲状腺炎. 甲状腺疾患診断パーフェクトガイド, p162, 診断と治療社, 東京, 2014.
5)　日本甲状腺学会(編)：甲状腺中毒症と甲状腺機能亢進症；亜急性甲状腺炎. 甲状腺専門医ガイドブック, 改訂第2版, p149, 診断と治療社, 東京, 2018.
6)　日本内分泌学会(編)：亜急性甲状腺炎. 内分泌代謝科専門医研修ガイドブック, p288, 診断と治療社, 東京, 2018.

2. 無痛性甲状腺炎

　無痛性甲状腺炎とは橋本病(慢性甲状腺炎)や寛解バセドウ病を基礎に、甲状腺濾胞の破壊で起こる甲状腺炎である。本症の急性期は甲状腺中毒症を呈し、バセドウ病と鑑別すべき第一の疾患である。

　歴史的には1974年、Larsenの「発熱および疼痛のない、硬い甲状腺腫を有する亜急性非化膿性甲状腺炎の症例」報告に始まる。亜急性甲状腺炎と違い、甲状腺の痛みを伴わないことから、painless thyroiditisまたはsilent thyroiditisと呼ばれるようになった。

A. 成因は自己免疫異常による甲状腺の破壊

発生機序は？：自己免疫機序で起こる疾患であると考えられている。

①なんらかの機序で甲状腺濾胞が破壊され、濾胞内の甲状腺ホルモンが血中に漏出する。

②その結果、甲状腺ホルモンの血中濃度が上昇し、甲状腺中毒症となる。

③その後は、甲状腺ホルモンが枯渇するので甲状腺機能低下症となる。

④数ヵ月後に甲状腺は回復し、正常化する。

甲状腺ホルモン濃度からみた典型例の臨床経過を**図1**に示す。

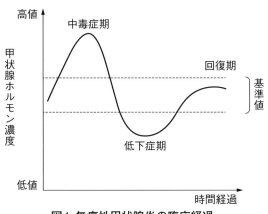

図1 無痛性甲状腺炎の臨床経過

無痛性甲状腺炎を起こす基礎疾患と発症誘因となる病態・薬剤を**表3**に示す。

表3　無痛性甲状腺炎の基礎疾患および発症誘因となる病態

1　慢性甲状腺炎
2　寛解バセドウ病
3　出産後甲状腺炎
4　自己免疫性疾患
5　クッシング症候群の術後、副腎皮質ホルモン離脱後
6　薬剤性
　　炭酸リチウム、アミオダロン、インターフェロン、ゴナドトロピン放出ホルモン誘導体、免疫チェックポイント阻害薬、分子標的阻害薬など

B.　症状は甲状腺ホルモン濃度により変わる

a. 甲状腺中毒症期

　動悸、息切れ、手指振戦などの甲状腺中毒症状は、バセドウ病と比べるとその程度は軽く持続時間も短く、通常3ヵ月以内である。

b. 正常〜機能低下期

　60％の患者が機能低下期を経て回復する。

c. 甲状腺機能低下症期

　無症状のことが多いが、時に易疲労感や腫れぼったい感じを訴えることがある。多くの症例は甲状腺腫を触知するが、圧痛は認めない。機能低下期にはTSHの刺激により甲状腺腫大が見られる。

C.　診断について

　日本甲状腺学会の診断ガイドライン(**表4**)に示すように、本症は甲状腺痛を伴わない甲状腺中毒症で、通常3ヵ月以内に甲状腺中毒症状は自然に改善する。発病初期の甲状腺中毒症が見逃されて、その後の一過性甲状腺機能低下症の時期に発見さ

れることもある。

①血液検査(甲状腺中毒症期)：FT₄高値(さらにFT₃高値)

TSH低値(0.1μIU/mL以下)

TRAb陰性

②放射性ヨウ素(またはテクネシウム)甲状腺摂取率：低値

表4　無痛性甲状腺炎の診断ガイドライン(2022年6月2日改定)

a) 臨床所見
　1. 甲状腺痛を伴わない甲状腺中毒症状
　2. 甲状腺中毒症の自然改善(通常約3ヵ月以内)
b) 検査所見
　1. FT₄高値(さらにFT₃高値)
　2. TSH低値(0.1μIU/mL以下)
　3. 抗TSH受容体抗体陰性
　4. 放射性ヨウ素(またはテクネシウム)甲状腺摂取率低値

[診断]
　1) 無痛性甲状腺炎
　　a) およびb) のすべてを有するもの
　2) 無痛性甲状腺炎の疑い
　　a) のすべてとb) の1～3を有するもの

[除外規定]
　甲状腺ホルモンの過剰摂取例を除く

[付記]
　1. 慢性甲状腺炎(橋本病)や寛解バセドウ病の経過中発症するものである。
　2. 出産後数ヵ月でしばしば発症する。
　3. 甲状腺中毒症状は軽度の場合が多い。
　4. 回復期に甲状腺機能低下症になる例も多く、小数例は永続的低下になる。
　5. 急性期の甲状腺中毒症状が見逃され、その後一過性の甲状腺機能低下症
　　で気づかれることがある。
　6. 抗TSH受容体抗体陽性例が稀にある。

(日本甲状腺学会：無痛性甲状腺炎の診断ガイドライン　https://www.japanthyroid.jp/
doctor/guideline/japanese.html#mutsuu による)

　1. TRAbは多くの症例は陰性であるが、一部の症例に一過性に陽性のことが
　　ある。
　　無痛性甲状腺炎でTRAbが陽性になるのは下記の2つの場合である。
　　①甲状腺の破壊による抗原曝露のために、TRAbが一過性に軽度上昇する
　　②もともとTRAb陽性の寛解バセドウ病に無痛性甲状腺炎が発症したとき

2. 無痛性甲状腺炎とバセドウ病再燃の区別がつかないときは、放射性ヨウ素（またはテクネシウム）甲状腺摂取率の測定で鑑別できるが、特殊な検査なので専門医へ紹介する。

3. 放射性ヨウ素甲状腺摂取率が測定できない場合は、甲状腺超音波検査が診断に有用である。
   無痛性甲状腺炎を示唆するエコー所見は？
   ① 炎症部位に一致して、低エコー域を示す。
   ② 甲状腺内部血流の減少が認められる。

D. 鑑別すべき疾患は？

a. バセドウ病

　TRAbが陽性なら通常はバセドウ病と診断されるが、前述したように無痛性甲状腺炎でも、一過性にTRAbが陽性のことがある。

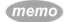

1. 両者の鑑別に役立つものは？
   無痛性甲状腺炎では下記の3項目が認められる。
   ① 甲状腺中毒症の継続期間は通常3ヵ月以内
   ② FT_3/FT_4比が3.1未満 [1]
   　（ただしFT_3/FT_4比については2.9未満 [2]、2.5未満 [3] という記載もある）
   ③ カラードプラによる甲状腺内の血流低下
2. バセドウ病の鑑別で注意するものは？
   ① TRAb陰性の軽症バセドウ病
   ② バセドウ病患者で経過中に、無痛性甲状腺炎が発症したとき

b. 亜急性甲状腺炎

　亜急性甲状腺炎では下記の2点が診断の参考になる。
　① 圧痛のある甲状腺腫
　② 炎症所見（CRP・赤沈亢進など）の存在

　最も鑑別すべきバセドウ病、無痛性甲状腺炎、亜急性甲状腺炎の鑑別診断を**表5**に示す。

表5　代表的な甲状腺中毒症の鑑別診断

	バセドウ病	無痛性甲状腺炎	亜急性甲状腺炎
中毒症持続期間	3ヵ月以上	3ヵ月以内	3ヵ月以内
前頸部痛、発熱	なし	なし	あり
赤沈、CRP	正常	正常	高値
TSH受容体抗体	陽性	陰性	陰性
放射性ヨード摂取率	高値	低値	低値
甲状腺血流	増加	低下	低下

（文献4）を南江堂より許諾を得て改変して転載）

c. 慢性甲状腺炎（橋本病）

　慢性甲状腺炎による甲状腺機能低下症と無痛性甲状腺炎の甲状腺機能低下症期の区別は難しいときがある。両者の区別は1回だけの甲状腺機能検査では困難で、経過観察が必要である。無痛性甲状腺炎では数ヵ月後に、改善することが多い。

d. 出産後甲状腺炎

　出産後に発症する無痛性甲状腺炎は出産後甲状腺炎と呼ばれ、バセドウ病の再燃以上に頻度が高い。出産後甲状腺炎はバセドウ病妊婦の4割近くに認められる。

　出産後甲状腺炎については「出産後の甲状腺機能異常」（144頁）で詳述している。

e. その他

1. 甲状腺中毒症に結節性甲状腺腫を認めれば、プランマー病が疑われる。
2. FT_4高値でもTSHが抑制されていなければ、TSH産生下垂体腫瘍なども考慮する必要がある。

E. 治　療

a. 症状が軽微なとき

　無痛性甲状腺炎では上昇した甲状腺ホルモンは無治療で自然に正常化するので、多くの場合、治療の必要はない。

b. 甲状腺中毒症が存在するとき

動悸、息切れ、手指振戦などの症状が強いときは、β遮断薬を投与する。抗甲状腺薬は禁忌である。バセドウ病と診断して抗甲状腺薬を投与すると、重篤な甲状腺機能低下症を引き起こす。

c. 甲状腺機能低下期

低下期は一過性なので通常は治療を必要としない。甲状腺機能低下が高度で易疲労感やむくみなどがあるときは、甲状腺ホルモンを一時的に投与する。

F. 予 後

無痛性甲状腺炎の予後は通常は良好で、3〜6ヵ月で回復する。しかし、再燃することも多く、亜急性甲状腺炎と異なり、甲状腺機能低下症になる症例が多いともいわれている。多くは一過性で、永続性甲状腺機能低下症の発症は10〜20％である[1]。

引用文献

1) 日本内分泌学会(編)：無痛性甲状腺炎. 内分泌代謝科専門医研修ガイドブック, p286, 診断と治療社, 東京, 2018.
2) 浜田 昇：血中FT$_3$/FT$_4$比によるバセドウ病と無痛性甲状腺炎の鑑別. 甲状腺疾患診断パーフェクトガイド, p24, 診断と治療社, 東京, 2014.
3) 椿 秀三千：無痛性甲状腺炎. 甲状腺疾患を極める, p161, 新興医学出版社, 東京, 2018.
4) 日本甲状腺学会(編)：診断基準；甲状腺中毒症の鑑別診断. バセドウ病治療ガイドライン2019, pxxvii, 南江堂, 東京, 2019.

4 ▪ 妊娠性一過性甲状腺機能亢進症

　ヒト絨毛性ゴナドトロピン（hCG）がTSH受容体を刺激して、甲状腺機能亢進症を発症させることがある。この胎盤性の甲状腺機能亢進症が妊娠性一過性甲状腺機能亢進症（gestational transient hyperthyroidism；GTH）と呼ばれている。本症は妊娠初期（7〜15週）に発症し、hCGがピークを示す妊娠10週前後に多く見られ、hCGの低下とともに軽快する。多胎妊娠や胞状奇胎などのhCGが高値の場合に出現し、妊娠悪阻を伴うことが多い。

A. 頻　度

　妊娠初期にスクリーニングを行うと本症は妊婦の1.5〜3％に認められ、潜在性甲状腺機能亢進症（TSH低値、FT_4・FT_3正常値）も含めると約15％存在すると報告されている[1]。

B. 症状は軽症のことが多い

　甲状腺中毒症状もバセドウ病と比べると軽症のことが多い。症状が軽いことと、一過性であることで、見逃されていることもある。hCG高値の持続時期が短いので、甲状腺腫はあったとしても小さくて軟らかい。

C. 診断と鑑別診断

1. 診断の決め手は TRAb 陰性と臨床経過

　妊娠初期で明らかな甲状腺腫大を認めず、抗TSH受容体抗体（TRAb）が陰性であればGTHの可能性がある。経過中、hCG値の低下と甲状腺機能の改善が並行しているか、が診断のポイントになる。4〜6週後にFT_4の正常化が確認できたら、GTHと診断される[2]。

2. 鑑別すべき疾患は？

バセドウ病との鑑別が最も重要である。通常、本症の甲状腺中毒症状はバセドウ病より軽く、血中FT₄値も5ng/dL以下が多いと言われている。両者の鑑別診断を**表1**[3]に示す。妊娠中期以降も機能亢進症が続くようであれば、バセドウ病の可能性が高くなる。寛解バセドウ病でもGTHになることがある。妊娠中の甲状腺中毒症患者は専門医に依頼する。

表1　バセドウ病と妊娠性一過性甲状腺機能亢進症（GTH）

	バセドウ病	GTH
罹患時間	さまざま	妊娠7〜15週
甲状腺腫（大きさ、硬さ）	さまざま	小さく軟、または（−）
眼症状	（＋）または（−）	（−）
FT₄高値の程度	さまざま	5 ng/dL以下が多い
TSH低値の程度	＜0.01μIU/mL	＜0.01μIU/mL 時に0.01μIU/mL〜正常下限
TRAb	（＋）稀に（−）	（−）
TSAb	（＋）時に（−）	（−）時に（＋）
血中hCG		＞50.000〜75.000 IU/L

（文献3）を一部改変）

 ポイント　妊娠初期に妊娠悪阻を伴い、甲状腺機能亢進症状示す妊婦でTRAbが陰性のときは、GTHの可能性が高い。

D. 治療が必要なとき

・潜在性甲状腺機能亢進症：治療の必要はない。

・甲状腺中毒症が軽度：無治療で慎重に経過を観察する。

・中毒症が中等度以上：症状が強いときは、抗甲状腺薬や少量の無機ヨウ素を投与する。抗甲状腺薬と無機ヨウ素は、胎児の甲状腺に影響を与えるので治療は専門医に依頼する。

引用文献

1) 百溪尚子：甲状腺疾患と妊娠・出産. 甲状腺疾患診療マニュアル, p190, 診断と治療社, 東京, 2020.
2) 日本甲状腺学会(編)：甲状腺疾患と妊娠；妊娠性一過性甲状腺機能亢進症. 甲状腺専門医ガイドブック, 改訂第2版, p242, 診断と治療社, 東京, 2018.
3) 荒田尚子：妊娠と甲状腺疾患. 日本内科学会雑誌103(4)：924-931, 2014.

5 ▪ 中毒性結節性甲状腺腫(プランマー病)

中毒性結節性甲状腺腫とはTSH非依存性に自律的に甲状腺ホルモンを産生する病変である。通常は、自律性機能性甲状腺結節(autonomously functioning thyroid nodule；AFTN)とも呼ばれている。組織学的に良性で、腺腫または腺腫様甲状腺腫である。甲状腺癌も機能性をもつことがあるが稀である。臨床的には、甲状腺機能亢進症を示す中毒性結節と潜在性甲状腺機能亢進症を示す非中毒性に分けられる。また、結節の数により単結節性と多結節性がある。この両者の組み合わせで、中毒性多結節性甲状腺腫(toxic multinodular goiter；TMNG)や中毒性単結節性甲状腺腫などと呼ばれている。本疾患は、欧米では甲状腺中毒症の中でバセドウ病に次いで多い。特にヨウ素欠乏地域にTMNGが多いと言われている。

memo Henry S.Plummer が報告した原著(1913年)に従えば、中毒性、非中毒性、単結節性、多結節性などは、すべてプランマー病という定義になる[1]。本邦ではTMNGは稀で、単結節性の中毒性甲状腺腫をプランマー病と呼ぶことが多い。

A. 頻　度

本邦における発生頻度は極めて低く、甲状腺機能亢進症全体の0.3%である。これに対して、米国では約2%、イギリス約5%、ドイツ・スイスでは33%と報告されている[2]。

B. 症状は軽症のことが多い

・甲状腺中毒症としての症状：動悸、頻脈、手指振戦などがある。一般に、症状はバセドウ病より軽症のことが多い。

・重症化したとき：心房細動やうっ血性心不全に至ることもある。

・眼症：認められない。

・結節が大きくなったとき：頸部の異物感、嚥下障害、気道圧迫による呼吸困難が出現することもある。

C. 診　断

1. 2つの診断プロセスあり

〈第一のプロセス〉

　甲状腺中毒症の症状で発見され、バセドウ病との鑑別診断の過程で中毒性結節と診断されるとき。TSHは低値で、FT$_4$・FT$_3$は高値を示す。

〈第二のプロセス〉

　中毒症の症状は自覚しなかったが、触診や甲状腺超音波検査で甲状腺結節を指摘されるとき。FT$_4$・FT$_3$は正常で、TSHが低下（潜在性甲状腺機能亢進症の状態）。

2. 診断の決め手は甲状腺シンチグラフィ

　放射性ヨウ素（またはテクネシウム）シンチグラフィで、結節に一致して強い集積（hot nodule：図1参照）が認められたら、中毒性結節性甲状腺腫と診断される。

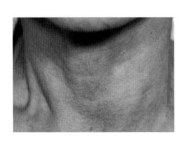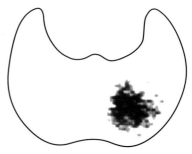

図1　中毒性結節性甲状腺腫（プランマー病）の甲状腺結節とシンチグラフィ（自験例）

D. 治　療

　中毒症結節性甲状腺腫は専門医へ紹介するのが望ましい疾患であるので、治療法については概略のみ述べる。

1. 薬物療法：

　抗甲状腺薬やβ遮断薬の内服で甲状腺機能や頻脈をコントロールすることはできる。しかし、薬物の長期投与による完治は困難である。

2.外科的治療：

　手術が根治的治療法である。細胞診で悪性の診断が得られたら、手術適応である。

3.^{131}I 内用療法（アイソトープ治療）

4.経皮的エタノール注入療法：

　甲状腺結節が比較的小さい場合、嚢胞成分が多い場合、潜在性甲状腺機能亢進症の場合は効果が得られやすい。

引用文献

1)　日本甲状腺学会(編)：甲状腺中毒症と甲状腺機能亢進症；機能性甲状腺結節とは. 甲状腺専門医ガイドブック, 改訂第2版, p158, 診断と治療社, 東京, 2018.

2)　中野賢英, ほか：中毒性結節性甲状腺腫. 甲状腺疾患診療マニュアル, p93, 診断と治療社, 東京, 2020.

6 ▪ 甲状腺機能低下症

甲状腺機能低下症とは標的臓器での甲状腺ホルモン作用が低下した状態である。その原因のほとんどが、甲状腺ホルモンの合成・分泌の低下によるものである。ほかに、甲状腺ホルモンの標的臓器でのホルモン作用機構の異常によるホルモン不応症(Refetoff症候群)と甲状腺ホルモンが過剰に代謝されて、ホルモン不足になる疾患がある。これらの2つの疾患は極めて稀で、日常診療で遭遇することは少ない。

甲状腺機能低下症は原発性(甲状腺性)と続発性(中枢性)の2つに分類される。原発性甲状腺機能低下症はほとんどが、慢性甲状腺炎(橋本病)によって起こる。その他の原因としては、甲状腺切除後、バセドウ病への放射性ヨウ素内用療法後、頸部への放射線照射後などがある。続発性甲状腺機能低下症は下垂体や視床下部病変による甲状腺機能低下症である。甲状腺機能低下症をきたす病因を**表1**に示す。

表1　甲状腺機能低下症の病因

1. 甲状腺ホルモンの合成・分泌の低下による
   1) 原発性甲状腺機能低下症
      ① 慢性甲状腺炎(橋本病)
      ② 甲状腺の手術・放射線照射後、バセドウ病の放射性ヨウ素内用療法後
      ③ 浸潤性病変(悪性リンパ腫、アミロイド―シスなど)
      ④ ヨウ素過剰摂取
      ⑤ 薬剤の服用(抗甲状腺薬、リチウム、アミオダロンなど)
      ⑥ 破壊性甲状腺炎の回復期(一過性)
   2) 中枢性甲状腺機能低下症
      a. 下垂体性甲状腺機能低下症
      b. 視床下部性甲状腺機能低下症
      注：詳細は**表4**(97頁) 参照

2. 甲状腺ホルモンの作用機構の異常による
   甲状腺ホルモン不応症など
3. 甲状腺ホルモンの過剰な代謝消費による

---

1. 頻度は思いのほか高い！

甲状腺機能低下症は潜在性のものを含めると、全人口のおよそ10％に出現する高頻度の疾患である。ドック検診での潜在性甲状腺機能低下症の頻度は4.7％

である。抗サイログロブリン抗体（TgAb）あるいは抗甲状腺ペルオキシダーゼ抗体（TPOAb）のいずれかが陽性となる頻度は18％と報告されている。女性に限ると25％と高頻度となり、年齢とともに増加する[1]。

memo　甲状腺機能低下症は高齢者、特に女性に多い。

2. 症状からの診断は難しいときがある

ⓐ患者の訴えからの手がかり：眠気、うつ病、認知症に注意！

1. 甲状腺機能低下症で認められる、寒がり、皮膚の乾燥、脱毛、便秘、むくみ感、体重増加、無気力、倦怠感、物忘れ、嗄声などはいわゆる不定愁訴で、訴えの一つひとつには疾患特異性はない。患者は上記のような典型的な症状を訴えて受診するとは限らないので、症状から甲状腺機能低下症を疑うのが難しいときがある。
2. 症状に気づかなかった患者の中には、甲状腺ホルモン薬治療後のQOLの改善で、甲状腺機能低下症の症状が存在していたことを実感することもある。
3. 疾患特異性の比較的高い訴えは"眠気"である。
4. 高齢者にうつ病や認知症が疑われたときは、甲状腺機能低下症の可能性を考慮する。

ⓑ 一般血液検査からの手がかり

コレステロール、LDH、CK、AST、ALT、ZTT、TTT が高値のときに甲状腺機能低下症の存在を疑う。

・ポイント　甲状腺機能低下症を見逃さないコツ
①前記の不定愁訴を訴える患者。特に高齢者
② '眠気"を強く訴える患者。うつ病や認知症が疑われた高齢者
③一般血液検査で、説明の付かない異常値を示す患者

---

3. 確定診断はFT$_4$とTSHでなされる

- FT$_4$が低値なら、甲状腺機能低下症と診断される。
- 同時に測定したTSH が高値なら⇒原発性甲状腺機能低下症である。
- 中枢性甲状腺機能低下症では⇒TSH は低値、正常値、軽度の高値のいずれかを示す。しばしば、ほかの下垂体ホルモンの異常を伴う。
- TSH が高値でFT$_4$が正常範囲にある⇒潜在性甲状腺機能低下症と呼ぶ。

1. 原発性甲状腺機能低下症

A. 原発性甲状腺機能低下症を起こす原因

　本症を惹起する多くの原因疾患があるが、この中で比較的多い病因を列記する。

1.慢性甲状腺炎（橋本病）

2.甲状腺切除後、バセドウ病の放射性ヨウ素治療後

3.放射線照射後の甲状腺機能低下症：

　甲状腺は放射線体外照射に強い臓器であるが、悪性リンパ腫や甲状腺に隣接した耳鼻咽喉科領域での放射線治療では、晩発性の甲状腺機能低下症が出現する。照射野に入っていない肺癌、乳癌、食道癌の放射線治療でも、数ヵ月〜数年後に甲状腺機能低下症が出現することがあると言われている。

4.破壊性甲状腺炎の回復期：

　甲状腺の破壊により甲状腺濾胞内の甲状腺ホルモンが血中に漏出する。その結果、甲状腺ホルモンが高値となり、甲状腺中毒症の状態になる。その後は、機能正常→機能低下→機能正常と二相性に変化する。代表的な疾患として、亜急性甲状腺炎と無痛性甲状腺炎がある。甲状腺機能低下症の時期は多くは一過性であるが、永続性甲状腺機能低下症に移行することもある。

5.薬剤性甲状腺機能異常：

　薬剤による甲状腺機能異常には、甲状腺ホルモンの過剰状態（中毒症）と甲状腺ホルモン不足状態（低下症）の２つがある。注目すべきことは、同一薬剤でありながら、甲状腺中毒症あるいは機能低下症を起こすことである。代表的な薬剤は、ヨウ素製剤、ヨウ素含有うがい薬、炭酸リチウム、アミオダロン、インターフェロン、免疫チェックポイント阻害薬、分子標的治療薬などである。

　詳細は「薬剤性甲状腺機能異常」150頁参照。

B. 原発性甲状腺機能低下症の診断

　診断は診断ガイドライン（日本甲状腺学会編、**表2**）を参考にするが、ここでは

表2　原発性甲状腺機能低下症の診断ガイドライン(2022年6月2日改定)

a) 臨床所見
　無気力、易疲労感、眼瞼浮腫、寒がり、体重増加、動作緩慢、嗜眠、記憶力低下、
　便秘、嗄声など、いずれかの症状
b) 検査所見
　FT_4低値(参考としてFT_3低値)およびTSH高値
[診断]
　a) およびb) を有するもの
c) 付記
　1. 慢性甲状腺炎(橋本病)が原因の場合、抗TPO抗体または抗サイログロブリ
　　ン抗体陽性となる。
　2. 阻害型抗TSH受容体抗体により本症が発生することがある。
　3. コレステロール高値、クレアチンフォスフォキナーゼ高値を示すことが多い。
　4. 出産後やヨウ素摂取過多などの場合は一過性甲状腺機能低下症の可能性が高い。
　5. 小児では成長障害や甲状腺腫を認める。

(日本甲状腺学会：甲状腺機能低下症の診断ガイドライン　https://www.japanthyroid.jp/doctor/guideline/japanese.html#teikaによる)

ガイドラインに記載していないことも追加して説明する。

a. 臨床所見について

　診察所見として追記するのは、甲状腺腫、顔面(特に眼瞼)の浮腫、皮膚の乾燥と粗造、眉毛外側1/3の脱落、巨舌、手掌の黄染(カロチン皮膚症)、アキレス腱反射の弛緩相の遅延などである。診察時、所見が典型的でない患者では、注意しないと所見を見落とすことがある。

b. 検査所見について

　FT_4低値およびTSH高値であれば、原発性甲状腺機能低下症と診断される。

c. 付記について

1.甲状腺自己抗体の存在：

　自己抗体陽性なら、慢性甲状腺炎(橋本病)による甲状腺機能低下症である。

2.阻害型抗TSH受容体抗体(TSBAb)：

　TSBAbはTSHの作用を阻害し、甲状腺機能低下症を発症させる。

3.生化学検査の異常：

　コレステロール、CKの上昇のほかに、AST・ALT・LDH・クレアチニンも上昇す

ることが多い。コリンエステラーゼは低下する。

4.出産後：

　出産後の甲状腺機能異常は、潜在性自己免疫性甲状腺炎が出産後に増悪して、発症する。出産後2〜4ヵ月に、破壊性甲状腺炎が発症することがある。その後、多くは、一過性甲状腺機能低下症を示す。治療を開始する前に、甲状腺機能低下症が一過性か永続性かを見極めることが重要である。出産後の甲状腺機能異常については「出産後の甲状腺機能異常」（144頁）に詳述している。

5.ヨウ素摂取過多：

　ヨウ素の過剰摂取は甲状腺機能低下症を悪化させる。過剰摂取を中止すると、回復する。

> ・ポイント　FT$_4$低値、TSH高値なら、原発性甲状腺機能低下症と診断される。
> 　　　　　慢性甲状腺炎が原発性甲状腺機能低下症の原因疾患の多くを占めているので、診断時には甲状腺自己抗体も測定する。

C. 原発性甲状腺機能低下症の治療

　永続性甲状腺機能低下症と診断したら、甲状腺ホルモンの補充を開始する。

1. 甲状腺ホルモン製剤投与時に知っておくべきことは？

a. 治療開始前に確かめること

① 緊急治療を必要とするか？（粘液水腫性昏睡）

② 中枢性甲状腺機能低下症が疑われるとき

➡① ②は専門医へ紹介する。

③甲状腺ホルモン濃度を徐々に上げた方がよい患者（高齢者、虚血性心疾患患者など)か？

④副腎皮質機能低下症を合併していないか？

　合併している場合は、チラーヂン®Sの投与前に、コートリル®を投与する。チラーヂン®Sを先に投与すると、急性副腎不全を併発する恐れがある。

b. 甲状腺ホルモン製剤の種類

通常は、合成T_4製剤（L-サイロキシン：チラーヂン®S）を使用する。T_3製剤（チロナミン®）もあるが、至適投与量の決定が難しいことと循環系への悪影響があることより、特別な場合（粘液水腫性昏睡など）を除いては使用しない。

c. 服薬時間はいつがよいのか？

チラーヂン®Sは1日1回、水で服用する。食物摂取によりチラーヂン®Sの吸収が低下するので、起床時（朝食前30〜60分）か、就寝時（食後3〜4時間）に服用することが、推奨されている。

d. チラーヂン®Sの吸収を阻害するもの

チラーヂン®Sの消化管からの吸収を抑制する薬剤と食品を**表3**に示す。鉄剤、アルミニウム含有制酸剤（マーロックス®など）、コレスチラミンなどの薬剤や食品とチラーヂン®Sを同時に内服すると、チラーヂン®Sの必要量が増加することがある。

e. 甲状腺ホルモン薬の投与量は、初めは少量から！

甲状腺機能低下症の治療開始時の甲状腺ホルモン薬は少量から開始し、徐々に増量する。一方、バセドウ病治療の抗甲状腺薬では最初から十分量を投与し、徐々に減量する。これら2つの治療薬では使い方がまったく逆である。

> **・ポイント**　高齢者、虚血性心疾患などの合併症のある患者や、重症の甲状腺機能低下症が長期に続いた症例では、ごく少量から投与する。代謝亢進による心不全、狭心症、心筋梗塞などの発症に注意しながら、慎重に時間をかけて維持量まで増量する。

2. 甲状腺ホルモン薬投与の実際

a. 初期投与量と増量：年齢、機能低下の程度・期間により異なる

甲状腺からのホルモン分泌のない患者（切除後など）では、チラーヂン®Sの必要維持量は1.6〜2.1μg/kg/日と報告されている[2]。高齢者では甲状腺ホルモンの

表3　チラーヂン®Sの吸収を抑制する薬剤と食品

吸収を抑制する食品
　高食物繊維食品：野菜ジュース、青汁、ダイエット食品など
　コーヒー

吸収を抑制する薬剤
　高脂血症治療薬
　　・コレスチラミン、コレスチミド
　貧血治療薬
　　・鉄剤（フェロ・グラデュメット®、フェロミア®など）
　胃薬
　　・アルミニウム含有制酸剤（アルサミン®、マーロックス®など）
　　・亜鉛含有制酸剤：ポラプレジンク（プロマック®）
　　・プロトンポンプ阻害薬
　腸疾患治療薬
　　・ポリカルボフィルカルシウム（コロネル®）
　骨粗鬆症治療薬
　　・グルコン酸カルシウム（カルチコール®）
　　・ラロキシフェン（エビスタ®）
　腎疾患治療薬
　　・沈降炭酸カルシウム
　　・活性炭
　　・セベラマー塩酸塩
　　・ポリスチレンスルホン酸ナトリウム（ケイキサレート®）
　抗菌薬
　　・シプロフロキサシン（シプロキサン®）

（チラーヂン®S錠（あすか製薬）添付文書、厚労省「重篤副作用疾患別対応マニュアル甲状腺機能
　低下症」による）

生理的必要量が減少し、必要維持量は1.0μg/kg/日程度、と言われている[3]。通常
は、チラーヂン®S 50μg/日で治療開始する。軽症の場合は、25〜50μg/日を投与
する。投与後、FT$_4$が正常値に入れば、4〜6週間はその投与量でTSHの正常化を
待つ。TSHが正常値に入る投与量を維持量とする。

①12.5μg/日の少量で治療開始するとき：

高齢者、虚血性心疾患を合併している患者、重症甲状腺機能低下症が長期に続い
た患者では少量から投与する。12.5μg/日より開始し、その後、2〜4週間ごとに
12.5μg/日ずつ増量する。

②25〜50μg/日で治療開始するとき：

若年者や中年で、虚血性心疾患などがない患者では、通常は、25〜50μg/日よ

り開始し、その後、2～4週間ごとに、病態に応じて25～50μg/日ずつ増量する。

b. 適正投与量の決め方は？

　治療目標のマーカーはFT_4でなく、TSHである。チラーヂン®Sを漸増し、TSH値が正常範囲になる量を維持量とする。TSHの目標値は患者の状態によって変わる。75歳以上の高齢者、冠動脈疾患のある患者、心疾患のある高齢者では、TSH6～7μIU/mLを目標にする。

c. 治療中の注意点について

　注意すべきことは、チラーヂン®S投与後、TSHの改善がFT_4の改善より遅れることである。TSHが正常化しないと誤解して増量を急ぐと、過剰投与になることがある。チラーヂン®Sの投与量の変更後、甲状腺機能が平衡状態に達するのに、6週～2ヵ月近く[4]かかると言われている。

d. 治療中の問題点について

　チラーヂン®Sの投与量を変更していないのに、TSHとFT_4に変動が見られることがある。この現象は患者の甲状腺機能自体の変化で起こることがあるが、**表3**に示した併用薬や補助食品の影響や服薬コンプライアンスの問題によることもある。

e. チラーヂン®Sの過剰投与の弊害について

　TSH値を基準値以下に抑制するほどのチラーヂン®Sの過剰投与は、特に高齢者、閉経後の女性において、心房細動や骨粗鬆症の発症リスクを高めると言われている。

・治療のポイント　①チラーヂン®Sは少量より開始し、以後、漸増する。
　　②チラーヂン®Sの適正投与量は、TSH値の正常化をきたす投与量である。目標とするTSH値は年齢、併存疾患で異なる。
　　③チラーヂン®Sを漸増中、FT_4は正常化しても、TSHが高値の時期がある。TSHの正常化は、FT_4の正常化より遅れることがある。
　　④チラーヂン®Sの過剰投与を避けること。

チラーヂン®Sの投与法について

　「合併症や虚血性心疾患のない若年者では、最初から維持量を投与してもよい」という意見もある。米国甲状腺学会のガイドラインでも、若年者は維持量(1.6〜1.8μg/kg・体重)で治療開始してもよい、となっている。しかし、日本では多くの専門家は、安全性の面よりTSHの低下を見定めながら、甲状腺ホルモンを漸増して維持量を決定する方法を採用している。

2. 中枢性甲状腺機能低下症

　中枢性甲状腺機能低下症とは甲状腺刺激ホルモン（TSH）の合成、分泌あるいは生物学的活性の低下により、甲状腺ホルモンの分泌低下をきたす病態、と定義されている。下垂体と視床下部の病変によって起こるが、下垂体と視床下部のいずれの病変が主体であるか判然としないので、下垂体性と視床下部性を合わせて中枢性甲状腺機能低下症と呼ぶことが多い。

A. 中枢性甲状腺機能低下症を起こす原因

　中枢性甲状腺機能低下症は発症時期により、先天性と後天性に分類される。先天性は遺伝子異常により発症する。後天性中枢性甲状腺機能低下症の病因として、下垂体腺腫が50％以上を占めると言われている。ほかの原因は多岐にわたる。甲状腺機能低下症を起こす疾患を、病因別に**表4**に示している。

表4　中枢性甲状腺機能低下症の病因

1. 先天性中枢性甲状腺機能低下症
   遺伝子異常
   　①TSH単独欠損症
   　②複合型下垂体前葉機能不全など
2. 後天性中枢性甲状腺機能低下症
   a. 下垂体性甲状腺機能低下症
   　①腫瘍性（下垂体腫瘍、頭蓋咽頭腫、転移性腫瘍など）
   　②血管性病変（Sheehan症候群、下垂体卒中、内頸動脈瘤）
   　③下垂体手術、放射線照射後
   　④トルコ鞍空洞症候群（empty sella症候群）
   　⑤自己免疫症（リンパ球性下垂体炎、抗Pit-1症候群など）
   　⑥肉芽腫（サルコイドーシスなど）
   　⑦感染症（結核、真菌症など）
   　⑧薬剤の服用（副腎皮質ホルモン、免疫チェックポイント阻害薬など）
   b. 視床下部性甲状腺機能低下症
   　①腫瘍性（下垂体腫瘍の視床下部浸潤、頭蓋咽頭腫など）
   　②頭蓋手術後、放射線照射後
   　③頭部外傷後
   　④くも膜下出血

ここでは、代表的疾患だけ列記する。

1. 下垂体腫瘍
2. Sheehan症候群（出産後の大量出血後に起こる下垂体機能低下症）
3. 下垂体の手術・照射後、サルコイドーシス
4. リンパ球性下垂体炎（自己免疫性機序により、リンパ球を主体とする細胞浸潤が視床下部から下垂体に生じる疾患）
5. 視床下部の腫瘍性病変、頭部外傷
6. 後天性TSH単独欠損症

B. 中枢性甲状腺機能低下症の診断

　診断ガイドライン（日本甲状腺学会、**表5**）に基づいて診断を進めるが、診断ガイドラインに記載のない部分を補足する。

表5　中枢性甲状腺機能低下症の診断ガイドライン（2022年6月2日改定）

a) 臨床所見
　無気力、易疲労感、眼瞼浮腫、寒がり、体重増加、動作緩慢、嗜眠、記憶力低下、便秘、嗄声など、いずれかの症状
b) 検査所見
　FT_4低値でTSHが低値～基準範囲内

［診断］
　a) およびb) を有するもの

c) 除外規定
　甲状腺中毒症の回復期、重症疾患合併例、TSHを低下させる薬剤の服用例を除く。

d) 付記
1. 特に中枢性甲状腺機能低下症の診断では下垂体ホルモン分泌刺激試験や画像検査が必要なので、専門医への紹介が望ましい。
2. 視床下部性甲状腺機能低下症の一部ではTSH値が10μIU/mL くらいまで逆に高値を示すことがある。
3. 重症消耗性疾患に伴うNon-thyroidal illness（低T_3症候群）で、FT_3、さらにFT$_4$、さらに重症ではTSHも低値となり鑑別を要する。

（日本甲状腺学会：甲状腺機能低下症の診断ガイドライン　https://www.japanthyroid.jp/doctor/guideline/japanese.html#teikaによる）

a. 臨床所見について

　ガイドラインには、中枢性甲状腺機能低下症も原発性甲状腺機能低下症も、まったく同じ臨床所見が記載されている。しかし、実臨床では両者には違いがある。

1. 中枢性甲状腺機能低下症の症状は原発性甲状腺機能低下症と比較して、一般的に軽い、と言われている。
2. 症状が軽いときは、長期間、本症が発見されないことがある。
3. 合併するほかの下垂体ホルモン分泌の低下により、症状がマスクされることもある。
4. 原則として甲状腺腫は触知しない。
5. 視床下部と下垂体の病変に由来する症状を伴うことがある

　①頭痛、視野狭窄・視力障害：下垂体腫瘍とリンパ球性下垂体炎で出現する。

　②多飲・多尿：尿崩症の主要症状である。視床下部、下垂体後葉の障害で出現する。

　③食欲不振、体重減少、低血糖など：Sheehan 症候群（副腎不全による）

　④無月経、恥毛の脱落など：Sheehan 症候群（性腺機能低下による）

　⑤全身倦怠感などの不定愁訴のみのことが多い：後天性TSH単独欠損

b. 検査所見について

・FT$_4$について：低値が存在すること
・FT$_3$について：診断ガイドラインに記載されてないが、中枢性甲状腺機能低下症患者の約30％にFT$_3$が正常、と報告されている[5]。
・TSHについて：原発性甲状腺機能低下症では、TSHは高値であるが、中枢性甲状腺機能低下症では、TSHは低値ないし正常値を示す。注意することは中枢性甲状腺機能低下症で、TSHが軽度に上昇することがある（TSHについては後述の「d.付記について補足する」参照）。

c. 除外規定も考慮に入れる

ⅰ. 甲状腺中毒症の回復期とは

　破壊性甲状腺炎では中毒期にFT$_4$が上昇するが、低下期～回復期になるとFT$_4$が低下してくる。患者のFT$_4$が低値のときは、破壊性甲状腺炎の回復期でないことを確認すべきである。

ⅱ. 重症疾患合併例のFT₃・FT₄・TSH 値の解釈に注意する

絶食・飢餓、敗血症、急性心筋梗塞などの重篤な状態では甲状腺ホルモンが低下する。初期はFT₃のみ低下するが、原疾患が重症化または長期化するとFT₄も低下してくる。TSH は通常は正常か低値であるが、軽度の上昇を示すこともある。本症はLowT₃症候群またはNon-thyroidal illness(NTI：非甲状腺疾患) と呼ばれている。

ⅲ. 血中TSH 値を低下させる薬剤を内服していないか

TSH 産生を抑制するものとしてステロイド(デキサメサゾン)、ドパミン製剤がある。β遮断薬もTSH を低下させる。

d. 付記について補足する

ⅰ. TSH が上昇する中枢性甲状腺機能低下症がある

視床下部性甲状腺機能低下症の一部にTSH 値が10μIU/mL くらいまで逆に上昇し、原発性甲状腺機能低下症と紛らわしい症例がある。中枢性甲状腺機能低下症18例のFT₄とTSH 値の分布が報告されている[5]。図1に示すように、TSH値は低値〜正常〜軽度・高値を示している。

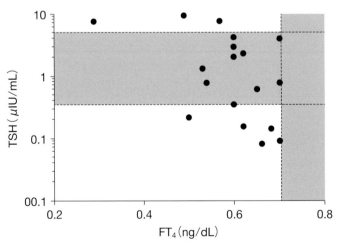

図1 中枢性甲状腺機能低下症におけるFT₄とTSH値の分布

FT₄基準値(0.7〜1.48ng/dL)およびTSH基準値(0.35〜4.94μIU/mL) をグレーで示す。

(日本甲状腺学会(編)：甲状腺機能低下症,中枢性甲状腺機能低下症；臨床検査.甲状腺専門医
ガイドブック,改訂第2版,p174,診断と治療社,東京,2018による)

memo　TSH が上昇する理由として以下のことなどが想定されている[3]
　①TRH 分泌促進因子であるアドレナリン分泌の低下
　②TSH分泌抑制因子である視床下部ソマトスタチンの分泌低下
　③合併する副腎不全
　④TSH の生物活性の低下

ⅱ. 専門医への紹介

　中枢性甲状腺機能低下症が疑われたら、下垂体ホルモン分泌刺激試験、MRI などの画像診断が必要なので専門医に紹介するのが望ましい。

> **・診断のポイント**　中枢性甲状腺機能低下症を疑うコツ
> 　　①FT4が低値で
> 　　②血中TSH が低値ないし正常値を示すとき
> 　　③注意することは、TSHが軽度に上昇する症例がある

C.　中枢性甲状腺機能低下症の治療

1. チラーヂン®S 投与開始前に確かめるべきこと

1. 血中コルチゾールを測定し、副腎機能を確認する。
2. ACTH 分泌不全による副腎皮質機能低下症が併存していないか？
3. 副腎皮質機能低下症がある患者にチラーヂン®Sを投与すると急性副腎不全を誘発する恐れがある。

> **・ポイント**　副腎不全がある患者ではコートリル®を 1 ～ 2 週間投与してから、チラーヂン®Sの投与を開始する。

2. チラーヂン®S の初期投与量と増量の仕方

　原発性甲状腺機能低下症の投与方法と同じである。最初は少量投与し、時間をかけて増量する。また併存する虚血性心疾患の患者では狭心症の誘発に注意する。

3. 適正投与量の決め方は？

治療目標のマーカーは血中FT_4値である。FT_4が基準値の中央値から基準値上限内になるように、チラーヂン®Sの投与量を調整する。TSHは原発性甲状腺機能低下症では、治療目標のマーカーであるが、中枢性甲状腺機能低下症ではTSHでなくFT_4が治療目標のマーカーとなる。

・治療のポイント　中枢性甲状腺機能低下症では、FT_4が治療目標値となる。

まとめ

1. 甲状腺機能低下症の発見のためには、FT_4とTSHを同時に測定する。
2. TSH値で、原発性か中枢性か区別できる。

　①TSHが高値⇒原発性甲状腺機能低下症である。

　②TSHが低値ないし正常⇒中枢性甲状腺機能低下症が疑われる。

　注：中枢性甲状腺機能低下症ではTSHが軽度に上昇し、原発性甲状腺機能
　　　低下症と紛らわしい症例があるので留意する。

引用文献

1) 志村浩己：甲状腺超音波検診における異常所見の発見率.日本甲状腺学会雑誌1:109-113, 2010.

2) Jonklaas J, et al : Guidelines for the treatment of hypothyroidism ; prepared by the American thyroid association task force on thyoid hormone replacement.The Thyroid 24 :1670-1751, 2014.

3) Yamada M, et al : Mechanisms related to the pathophysiology and management of central hypothyroidism. Nat Clin Pract Endocrinol Metab 4 : 638-694, 2008.

4) 武田京子：潜在性甲状腺機能低下症の疫学と治療.日本甲状腺学会雑誌6(2)：95-98, 2015.

5) 日本甲状腺学会(編)：甲状腺機能低下症,中枢性甲状腺機能低下症：臨床検査.甲状腺専門医ガイドブック,改訂第2版, p174,診断と治療社,東京, 2018.

7 · 慢性甲状腺炎(橋本病)

慢性甲状腺炎(橋本病)は甲状腺組織にリンパ球浸潤を伴う病態と定義されている。1912年、外科医・橋本策が、びまん性に腫大した甲状腺で、リンパ球が浸潤してリンパ濾胞を形成し、あたかもリンパ組織に変化したような4症例をstruma lymphomatosa として、ドイツ誌に報告した。その後、欧米でHashimoto's disease と呼ばれるようになり、日本でも橋本病の名前が普及した。以前は、橋本病の診断は病理組織所見によるものだったが、現在は、橋本病がサイログロブリンと甲状腺ペルオキシダーゼを抗原とする自己免疫疾患であることが判明したので、甲状腺自己抗体が診断に用いられている。

A. 慢性甲状腺炎 (橋本病) の診断時の留意点

1. 診断について

診断の決め手になるのは、びまん性甲状腺腫大と甲状腺自己抗体の存在である。
診断ガイドライン(表1)に示すように、診断には抗甲状腺マイクロゾーム抗体(マイクロゾーム)または抗甲状腺ペルオキシダーゼ抗体(TPOAb)と抗サイログロブリン抗体(サイロイドテストまたはTgAb)が用いられる。これらの甲状腺自己抗体が陽性で、甲状腺腫が存在すれば、慢性甲状腺炎と診断して、まず間違いない。細胞診が診断ガイドラインに検査所見として記載されているが、診断だけのために細胞診をすることは、通常はない。

2. 診断の決め手となる甲状腺自己抗体について

a. 甲状腺自己抗体の感度と特異度について[1]
・TgAbとTPOAbの陽性率：それぞれ92〜97％、80〜85％で、TgAbの方が優れている。
・TgAbとTPOAbの両方、または一方だけの陽性率：95〜100％
・慢性甲状腺炎の組織所見との一致率：87〜96％

表1　慢性甲状腺炎（橋本病）の診断ガイドライン（2022年6月2日改定）

a) 臨床所見
　1. びまん性甲状腺腫大（萎縮の場合もある）
　ただし、バセドウ病など他の原因が認められないもの
b) 検査所見
　1. 抗甲状腺ペルオキシダーゼ抗体（抗TPO抗体）陽性
　2. 抗サイログロブリン抗体陽性
　3. 細胞診でリンパ球浸潤を認める

［診断］
　a) およびb) の1つ以上を有するもの

［付記］
　1. 阻害型抗TSH-R抗体などにより萎縮性になることがある。
　2. 他の原因が認められない原発性甲状腺機能低下症は慢性甲状腺炎（橋本病）の疑いとする。
　3. 甲状腺機能異常も甲状腺腫大も認めないが抗TPO抗体または抗サイログロブリン抗体陽性の場合は慢性甲状腺炎（橋本病）の疑いとする。
　4. 自己抗体陽性の甲状腺腫瘤は慢性甲状腺炎（橋本病）の疑いと腫瘍の合併と考える。
　5. 甲状腺超音波検査で内部エコー低下や不均質を認めるものは慢性甲状腺炎（橋本病）の可能性が強い。

（日本甲状腺学会：慢性甲状腺炎（橋本病）の診断ガイドライン　https://www.japanthyroid.jp/doctor/guideline/japanese.html#manseiによる）

b. 診断のためにどの抗体を使用するか？

　現在、使用可能な自己抗体はサイロイドテスト、マイクロゾームテスト、TPOAb、TgAbである。どれを使用するか悩むときがある。

　4種類の自己抗体の使い分けの1例を示す。

1. TgAb：慢性甲状腺炎を疑った場合、最初に測定するのは感度の高いTgAbを使用する。

2. TPOAb：TgAbが陰性と出た場合は、残存血清でTPOAbを測定する。TgAb陰性、TPOAb陽性の症例があるので。

3. マイクロゾームテスト、サイロイドテスト：

　安価であるが、感度が低い。甲状腺腫の性状と甲状腺機能状態から判断して、橋本病の可能性が高い場合は、安価なマイクロゾームテストの測定から始めてもよい。

4. TgAbとTPOAbの併用：繁雑な手間を省くために、最初からTgAbとTPOAbを測ることもある。

c. 抗体陰性でも慢性甲状腺炎の存在が考えられる場合は、甲状腺超音波検査が診断の手助けになる

　慢性甲状腺炎患者の中には、TgAb、TPOAbがともに検出されないことがごく一部にある。そのような抗体陰性の症例では、甲状腺エコー所見が慢性甲状腺炎の可能性を示唆することがある。

・慢性甲状腺炎の存在を示唆するエコー所見：内部エコー低下、粗雑、不均質など

> **・ポイント**
>
> 慢性甲状腺炎の診断：甲状腺自己抗体が陽性で、甲状腺腫大がある症例。
>
> 慢性甲状腺炎の疑い：甲状腺自己抗体が陽性であるが、甲状腺腫や甲状腺機能異常を認めない症例。
>
> 慢性甲状腺炎の可能性：甲状腺自己抗体が陰性であるが、甲状腺腫がある症例では甲状腺エコーで「内部エコーの低下、不均質などの所見」が存在すると橋本病の可能性が高い。

3. 慢性甲状腺炎（橋本病）のスペクトラムは広い [2]

1. サブクリニカル甲状腺炎の存在：
　甲状腺抗体のみ陽性で、甲状腺機能も正常かつ甲状腺腫のない症例でも、組織学的には限局性のリンパ球浸潤（focal thyroiditis）が認められ、サブクリニカル甲状腺炎と考えられている。
2. 特発性粘液水腫は慢性甲状腺炎の一表現型である：
　甲状腺腫大の時期が明らかでないまま、甲状腺が萎縮して、著明な機能低下症に陥る症例である。
3. 慢性甲状腺炎として経過観察中にバセドウ病が発症する例
4. 阻害型抗TSH受容体抗体（TSBAb）による甲状腺機能低下症では、バセドウ病との相互移行が認められている [3]。
5. IgG 4（関連）甲状腺炎：
　最近、一部の橋本病に血中IgG4の高値の症例があり、IgG4（関連）甲状腺炎として報告されている。

慢性甲状腺炎(橋本病)の臨床像は広汎である。
　　　　　　甲状腺機能正常、軽症、重症甲状腺機能低下の症例がある。
　　　　　　甲状腺機能低下症とバセドウ病との相互移行がある。

B. 慢性甲状腺炎(橋本病)の治療とフォローアップ時の留意点

1. 甲状腺自己抗体が陽性の慢性甲状腺炎患者はすべて治療が必要か?

　甲状腺自己抗体の陽性率は一般成人女性で15〜25%である[2]。この中で甲状腺機能低下症が発症するのはごく一部である。大半の人は一生の間、治療を必要としない。

　　女性では臨床的に甲状腺機能低下症として見い出されるのは少なくとも2%であると報告されている。男性はその1/10の頻度である[4]。甲状腺機能低下がなく甲状腺腫も軽度な患者や抗体陽性のみの患者に、あたかも病気であるような印象を与えて、余計な精神的負担をかけることは慎みたいと記載した書籍もある[2]。

2. 慢性甲状腺炎にはフォローアップが必要である

　慢性甲状腺炎と診断されても生涯、甲状腺機能が正常のことがある。自然経過の進行は緩慢であり、橋本病による機能低下症では甲状腺機能が自然に回復する症例がある。また、経過中に甲状腺機能が変動することがあるので、定期的な経過観察が必要である。

3. フォローアップの仕方は甲状腺機能の重症度により異なる

a. 甲状腺機能が正常のとき(TSH・FT_4がともに正常)

1. 特に治療は必要としない。しかし、甲状腺機能が変動することがあるので、経過観察が必要。1〜2年に1回の間隔でTSH・FT_4を測定する。
2. "甲状腺腫の硬い"患者と甲状腺自己抗体価の高い患者は将来、甲状腺機能低下症になる可能性が高いので、半年に1回くらい診察する。
3. 経過観察中にTSHの軽度上昇とFT_4低下、あるいはTSH低下とFT_4上昇を示す症

例もある。一過性の甲状腺機能低下や無痛性甲状腺炎の出現を考慮しながら経過をみる。

b. 潜在性甲状腺機能低下症のとき(TSH 高値で、FT₄正常)

1. 成人の慢性甲状腺炎では潜在性甲状腺機能低下症がよく見られる。甲状腺機能低下が一過性か永続性か見極めることが重要である。
2. 慢性甲状腺炎による潜在性甲状腺機能低下症では顕性甲状腺機能低下症に進展することが多いので、少なくとも半年に1回はTSH・FT₄を測定する。

c. 甲状腺機能低下症のとき(TSH 高値で、FT₄低値)

1. 治療は必要であるが、治療の前に甲状腺機能低下症が永続性のものかどうかを考慮する。
2. 一過性甲状腺機能低下を示す病態がないか?
   ①ヨウ素の過剰摂取がないか?;
   　　治療前にヨウ素摂取(海藻、特に根昆布の摂取、ヨウ素含有含嗽剤、造影剤)について確認。ヨウ素の過剰摂取があれば、ヨウ素制限をして1〜2ヵ月後に甲状腺機能を再検する。
   ②無痛性甲状腺炎後の一過性甲状腺機能低下の可能性は?;
   　　甲状腺機能低下症の症状が強くなかったら、1ヵ月後に再検して機能低下が一過性でないことを確認して、治療を開始する。
3. 甲状腺機能低下症が長期間続いている所見(皮膚の乾燥と粗造、顔面と下肢の腫れ、巨舌、嗄声など)を認めたら直ちに治療を開始する。

C. 慢性甲状腺炎 (橋本病)の治療

　多くの慢性甲状腺炎の症例では、甲状腺機能が正常である間は治療は必要としない。しかし、甲状腺機能低下症になると、甲状腺ホルモン補充療法が必要になる。

1. 治療開始前に確かめることは?

1. 甲状腺機能低下症が一過性か、永続性かを確認する。

2. 甲状腺ホルモン濃度を徐々に上げた方がよい患者か？

　①高齢者

　②虚血性心疾患患者

　③重症の甲状腺機能低下症が長期に続いた症例など

3. 緊急治療を必要とするか？（粘液水腫性昏睡）

2. 甲状腺ホルモン薬投与の実際

　通常は、合成T$_4$製剤（チラーヂン®S）を使用する。T$_3$製剤（チロナミン®）もあるが、至適投与量の決定が難しいことと、循環系への悪影響があることより、特別な場合（粘液水腫性昏睡など）を除いては使用しない。

　チラーヂン®Sの投与法については、「6.甲状腺機能低下症-1.原発性甲状腺機能低下症」の治療の項で詳述しているので省略する。

D. 慢性甲状腺炎（橋本病）が妊娠に及ぼす影響は？

1. 顕性甲状腺機能低下症では

　妊娠初期の母親が顕性甲状腺機能低下状態にあると、流・早産、妊娠高血圧腎症、死産、児の精神機能発達遅延などのリスクが増加する。

2. 潜在性甲状腺機能低下症では

　妊娠合併症が増加したり、児の知能や精神運動に悪影響を与える可能性が報告されている。最近、潜在性甲状腺機能低下症のある不妊症の女性に甲状腺ホルモンを投与すると受胎率が上がるという報告がある。

3. 甲状腺機能が正常の慢性甲状腺炎では

　流・早産が増加することが判明している。甲状腺ホルモンによる治療効果に関しては、流・早産が減少したという報告と減少しなかったという報告がある。

4. 不妊治療中の慢性甲状腺炎の患者では

生殖補助医療の場合は、甲状腺機能が正常でも甲状腺ホルモンを投与し、TSHを2.5μIU/mL未満を目標に治療することがある。

5. 妊娠で注意することは？

妊娠するとTSHの基準値は非妊娠時と異なる。

米国ガイドラインによると、妊娠中のTSHの基準値設定ができない場合は、TSH基準値上限を4μIU/mLとしている。

> **・ポイント**　慢性甲状腺炎の対応について
> ①不妊治療中の女性ではTSH値2.5μIU/mL以下を目標に経過観察する。
> ②妊娠が判明したら専門医へ紹介する。

E. 慢性甲状腺炎（橋本病）の妊娠前・妊娠中の甲状腺機能管理について

1. 妊娠を予定している甲状腺機能低下症の管理は？

妊娠を希望している女性、または妊娠が判明した母体では甲状腺ホルモン（チラーヂン®S）の内服で甲状腺機能を正常にコントロールすることが重要である。

治療開始後のTSH値を正常値下限値から2.5μIU/mL以下にコントロールする。

2. 甲状腺機能低下症の妊娠中の管理は？

妊娠前よりチラーヂン®Sで治療されている場合は、TSH値を2.5μIU/mL以下を目標にコントロールする。潜在性甲状腺機能低下症の妊婦でもTSH2.5μIU/mL以下を目標にする。

妊娠すると甲状腺ホルモン必要量が妊娠5週から15週にかけて増える。非妊娠時の1.3〜1.5倍の補充量となる。

F. 予 後

慢性甲状腺炎の予後は通常は良好である。留意点について述べる。

1. 慢性甲状腺炎による甲状腺機能低下症では可逆性の場合が少なからずある

1. 時々、チラーヂン®Sを減量し、TSHの変動を観察する。甲状腺機能が回復すると、チラーヂン®Sの維持量が減ることもある[5]。
2. 慢性甲状腺炎による甲状腺機能低下が自然に回復しやすい条件とは？
   ① 40歳以下の患者
   ② Tg抗体価、TPO抗体価が低い患者
   ③ エコー像で甲状腺内部の粗雑性、低エコーなど慢性甲状腺に特徴的な所見が少ない患者
3. 甲状腺機能低下症が自然に回復する症例の中に、無痛性甲状腺炎後の甲状腺機能低下症(一過性)がある。機能低下症になる前に、動悸、息切れ、体重減少などの甲状腺中毒症を思わせる症状が一過性に出現していれば、無痛性甲状腺炎後の機能低下症が考えられる。

2. 慢性甲状腺炎の患者で甲状腺が大きくなったときは？

1. 急激に甲状腺が大きくなったときは、甲状腺悪性リンパ腫の発症の可能性がある。甲状腺悪性リンパ腫は橋本病を基礎に発症する。直ちに専門医に紹介する。
2. 甲状腺機能低下のために上昇したTSHが、甲状腺を刺激して甲状腺腫を増大させるときがある。チラーヂン®Sの投与を開始するか、または、増量すれば甲状腺は縮小する。

memo 甲状腺腫大を縮小するためのチラーヂン®Sの投与について
　　　甲状腺機能が正常で甲状腺腫が大きい症例では、TSHを抑制しない程度にチラーヂン®Sを投与すると甲状腺腫が縮小することがある[5]。この場合、チラーヂン®Sの至適投与量を慎重に決定する。過剰投与になるとTSHが低下し(FT$_4$は正常でも)潜在性甲状腺機能亢進症となり、健康被害が出ることがある。

引用文献

1) 日本甲状腺学会(編)：慢性甲状腺炎(橋本病)；甲状腺自己抗体.甲状腺専門医ガイドブック, 改訂第2版, p183, 診断と治療社, 東京, 2018.
2) 日本内分泌学会(編)：慢性甲状腺炎(橋本病)；疫学, 病態, 診断. 内分泌代謝科専門医研修ガイドブック, pp293-294, 診断と治療社, 東京, 2018.
3) 日本甲状腺学会(編)：甲状腺機能低下症；病因.甲状腺専門医ガイドブック, 改訂第2版, p168, 診断と治療社, 東京, 2018.
4) 日本甲状腺学会(編)：慢性甲状腺炎(橋本病)；頻度. 甲状腺専門医ガイドブック, 改訂第2版, p182, 診断と治療社, 東京, 2018.
5) 吉村　弘：橋本病(慢性甲状腺炎)；治療と予後. 甲状腺疾患診療マニュアル, p107, 診断と治療社,　東京, 2020.

8 ▪ 潜在性甲状腺機能低下症

　血中遊離サイロキシン(FT$_4$)は正常範囲にあるが、血中甲状腺刺激ホルモン(TSH)が基準値を外れ、高値あるいは低値を示す病態がある。両者は潜在性甲状腺機能異常症と呼ばれ、TSHが高値のものは潜在性甲状腺機能低下症であり、TSHが低値のものは潜在性甲状腺機能亢進症である(図1参照)。

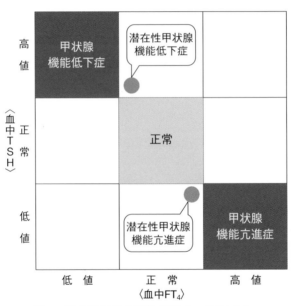

図1　潜在性甲状腺機能異常症の位置づけ

A. 潜在性甲状腺機能低下症とは何か？　その定義は？

　血中TSHは甲状腺ホルモンの不足・過剰を反映する、最も鋭敏な指標である。通常、認められる(顕性)甲状腺機能低下症では、甲状腺機能が低下し血中FT$_4$が減少すると、必ずTSHが上昇する。しかし、血中FT$_4$が正常値でありながら、血中TSHが高値を示す病態がある。この病態を潜在性甲状腺機能低下症と呼んでいる。本症は治療の必要性に関して、議論の多い疾患である。

・ポイント　潜在性甲状腺機能低下症の定義は、「FT₄とTSHの同時測定値で診断する。FT₄が基準値内で、TSHが基準値上限を超える値を示すもの」である。

B. 病因と頻度

1. 本症を起こす原因疾患・病態は？

1. 慢性甲状腺炎(橋本病)が原因の60〜80% を占める。
2. 慢性甲状腺炎(甲状腺機能が正常を保っている時期の)が顕性甲状腺機能低下症に移行する過程で、しばしば認められる。
3. 破壊性甲状腺炎(無痛性甲状腺炎や亜急性甲状腺炎)の回復期
4. 抗甲状腺薬の過剰投与も主要な原因の1つである。抗甲状腺薬の過剰投与による潜在性甲状腺機能低下症が、本症の39%に認められた、とする疫学調査もある[1]。
5. 甲状腺亜全摘後
6. 放射性ヨウ素内用療法後、頸部放射線照射後
7. ヨウ素過剰、薬剤(アミオダロン、炭酸リチウムなど)の副作用

・ポイント　潜在性甲状腺機能低下症の病因は？
　　　1. 慢性甲状腺炎(橋本病)が主因である。
　　　2. 破壊性甲状腺炎の回復期にも認められる。
　　　3. 薬剤に基因するものもある。
　　　　①抗甲状腺薬の過剰投与
　　　　②ヨウ素の過剰摂取
　　　　③特定の薬剤の副作用

2. 頻度は？

本症の頻度は一般人口の4〜10% で、女性に多く、高齢女性になるとさらに多くなり、20%近くになると報告されている[2]。

C. 症 状

1. どんな症状・症候があるのか？

多くの患者は自覚症状を訴えないし、無症候である。甲状腺機能低下症の軽いものと考えられている。健診や人間ドックで発見されることも多い。

2. 潜在性甲状腺機能低下症による有害事項

脂質異常症、動脈硬化症(脳卒中)、冠動脈疾患の有病率が増加すると言われている。妊娠適齢期の女性では妊孕性(にんよう)の低下と流産・早産の増加が知られている。

D. 診断と鑑別診断

1. 診断時の留意点は？

診断時に注意することは、潜在性甲状腺機能低下状態(FT$_4$正常、TSH高値)が一過性か、または、持続性かを見極めることである。
1. 経過観察中に、自然にTSHが正常化することがある。
2. ヨウ素の過剰摂取による一過性の潜在性甲状腺機能低下症が少なくない。
3. 破壊性甲状腺炎の回復過程においても、同じ病態が認められる。

2. 診断確定はどうするのか？

診断確定のためには、機能低下症の持続性を確認する必要がある。1〜3ヵ月ごとにTSHとFT$_4$を測定し、3〜6ヵ月の変化を目安に判定するのが妥当とされている[3]。

3. 診断の決め手となるTSHの基準値について

診断に重要なTSH基準値の変動は？
1. TSHの基準値上限は加齢に伴い高くなり、40歳以上では10歳ごとに0.3μIU/mL上昇すると報告されている[4]。

2. 測定機器・試薬により変動する。

3. 基準値の設定を決めるときの検体の母集団の違いによる変動がある。

 TSH の評価には測定キットの基準範囲を確認すること。

4.鑑別すべき疾患は何か？

1.低 T_3 症候群、Non-thyroidal illness（NTI：非甲状腺疾患）：

　FT$_4$ が正常で、TSH が軽度に上昇する時期がある。

2.副腎皮質機能低下症：

　TSH が軽度に上昇することが稀にある。

3.甲状腺機能低下症患者で治療開始後の一時期：

　チラーヂン®S の補充療法後のTSH 値の読み方に、注意が必要である。TSH 値の正常化がFT$_4$の正常化より遅れるので、チラーヂン®S投与後、FT$_4$値が正常化しても、TSH 値が一時期、軽度に上昇しているときがある。

4.内服中の薬剤の影響：

　炭酸リチウム投与患者の3割に潜在性甲状腺機能低下症が発症すると言われている。

 潜在性甲状腺機能低下症と診断するときは、TSH高値でFT$_4$正常を示すほかの疾患や病態の除外が必要である。

E. 治　療

1.治療は必要なのか？

　潜在性甲状腺機能低下症で治療の必要性が重視されるのは、妊婦である。潜在性甲状腺機能低下症妊婦を甲状腺ホルモンで治療すると、早・流産が改善された、と報告されている[5]。また、本症と診断された不妊症の女性に、甲状腺ホルモンを投与すると受胎率が上昇する。したがって、潜在性甲状腺機能低下症の患者で妊娠

を希望している女性、または妊娠が判明した母体では、TSH値を妊娠初期の基準値（2.5μIU/mL）未満を目標に、補充療法を行うことが望ましいと言われている。

> **・ポイント** 潜在性甲状腺機能低下症の患者で妊娠を希望している女性、または妊娠が判明した母体ではチラーヂン®Sの補充療法を行う。

　非妊娠で持続する潜在性甲状腺機能低下症に甲状腺ホルモン補充を行うべきかどうかについて議論が多くある[3)6)]。

　積極的に補充療法を考慮する場合を列記する。

1. 原因疾患として慢性甲状腺炎、甲状腺亜全摘術や過去に放射線ヨウ素内用療法の既往がある症例
2. Tg 抗体、TPO抗体陽性例（甲状腺自己抗体は顕性甲状腺機能低下症へ進行するリスク因子である）
3. 65歳未満でTSHが10μIU/mL未満の軽症例では、甲状腺機能低下症に基因すると考えられる症状があるとき
4. 65歳未満でTSHが10μIU/mL以上の中等症では、TSHの上昇が一過性でなく持続性であることを証明すること。1～3ヵ月ごとにTSHを再検査し、TSHが10μIU/mL以上であることを確認後に、補充療法を開始する。
5. 薬剤の副作用による潜在性甲状腺機能低下症で、その薬剤の投与が中止できないとき
6. 総コレステロール、LDLコレステロールが高値のとき

2.甲状腺ホルモンの補充量は少なめに

　比較的少量のチラーヂン®S 12.5～25μg/日で治療開始する。以後、漸増するが、多くは25～50μg/日でTSHが正常化する。補充量を新たに変更すると、定常状態になるのに6週[7)]～2ヵ月近く[3)]かかると言われている。

> **memo** 適正投与量以上に投与すると、潜在性または顕性の甲状腺中毒症に陥る。

3. 補充療法時の注意点は？

　チラーヂン®Sの投与で起こるのは、潜在する冠動脈疾患症状の顕性化である。狭心症が出現したときは減量するか、または中止する。チラージン®Sの過剰投与による、心房細動の誘発と骨粗鬆症の増悪も認められている。

　70歳以上で補充療法を継続するときは、TSHの目安を1.0～5.0μIU/mLと緩やかにしてもよいと報告されている[3]。また、高齢者では軽度の潜在性甲状腺機能低下症の方が生命予後やADLがむしろよいとの報告もある。

高齢者の補充療法について
①70歳以上では、補充療法時のTSHの目安は若年者より少し高めに。
②85歳以上では、治療は必要ないとされている[8]。

F. 予　後

1. 予後はよいことが多い

　潜在性甲状腺機能低下症は自然にTSHが正常範囲に戻る症例も多い、と報告されている。特に軽度のTSH上昇例（10μIU/mL以下）では、約半数が正常化すると言われている。

2. 未治療で様子をみるときは？

　潜在性甲状腺機能低下症から顕性甲状腺機能低下症への移行例があるので、定期的観察が必要である。

持続する潜在性甲状腺機能低下症で、チラーヂン®Sを投与しないと判断した場合は、最初の1～2年間は6ヵ月ごとに、その後は毎年TSHを再検することが必要である[3]。

まとめ

潜在性甲状腺機能低下症で積極的に治療を考慮するとき

1. チラーヂン®Sの速やかな投与が必要な場合は、妊婦および妊娠希望者である。

2. その他の場合：下記の7項目を考慮に入れて、治療の必要性を決定する。

①原因疾患は何か？

慢性甲状腺炎、甲状腺亜全摘術後や過去の放射性ヨウ素内用療法後の患者では、治療を考慮する。

②甲状腺機能低下症の症状があるのか？

無気力、易疲労感、寒がり、動作緩慢、眠気、記憶力低下、便秘、嗄声などの症状があれば、治療を考慮する。

③甲状腺自己抗体が陽性か？

自己抗体陽性者は顕性甲状腺機能低下症へ移行しやすいので、治療が必要となるときがある。

④TSH値は？

TSH値が10μIU/mL以上が3〜6ヵ月持続している患者は、治療を考慮する。

⑤年齢は？

80歳以上では注意深く経過観察を行う。85歳以上では治療は不要と言われている。

⑥脂質異常症の有無

総コレステロール高値、LDLコレステロール高値を示す症例では、スタチン系などの薬剤を使用する前にチラーヂン®Sによる治療が勧められる。

⑦甲状腺腫があるのか？

チラーヂン®Sの補充療法で甲状腺腫が縮小することがある。

引用文献

1) 日本内分泌学会（編）：潜在性甲状腺機能低下症；病因. 内分泌代謝科専門医研修ガイドブック, p301, 診断と治療社, 東京, 2018.

2) 磯崎　収, ほか：潜在性甲状腺機能異常. 甲状腺疾患診療マニュアル, p120, 診断と治療社, 東京, 2014.

3) 武田京子：潜在性甲状腺機能低下症の疫学と治療. 日本甲状腺学会雑誌 6(2)：95, 2015.

4) Boucai L, et al：An approach for development of age,gender,and ethnicity-specific thyrotropin reference limits. Thyroid 21：5-11, 2011.

5) 荒田尚子：潜在性甲状腺機能低下症の妊娠と出産後管理. 日本甲状腺学会雑誌6(2)：99, 2015.

6) 中島康代：潜在性甲状腺機能低下症に対する補充療法.日本甲状腺学会誌 11(2)：10, 2020.

7) 日本内分泌学会(編)：甲状腺機能低下症；治療.内分泌代謝科専門医研修ガイドブック, p292,診断と治療社, 東京, 2018.

8) 網野信行,ほか：潜在性甲状腺機能低下症；診断と治療の手引き. ホルモンと臨床56：705-724, 2008.

Ⅳ　特殊な甲状腺疾患について

略語	欧文	和文
E_2	estradiol	エストラジオール
FT_3	free triiodothyronine	遊離トリヨードサイロニン
FT_4	free thyroxine	遊離サイロキシン
GTH	gestational transient hyperthyroidism	妊娠性一過性甲状腺機能亢進症
hCG	human chorionic gonadotropin	ヒト絨毛性ゴナドトロピン
MMI	thiamazole	チアマゾール
NTI	non-thyroidal illness	非甲状腺疾患
PTU	propylthiouracil	プロピルチオウラシル
rT_3	reverse triiodothyronine	リバーストリヨードサイロニン
T_3	triiodothyronine	トリヨードサイロニン
T_4	thyroxine	サイロキシン
TBG	thyroxine binding globulin	サイロキシン結合グロブリン
TgAb	anti thyroglobuline antibody	抗サイログロブリン抗体
TPOAb	thyroid peroxidase antibody	抗甲状腺ペルオキシダーゼ抗体
TRAb	TSH receptor antibodies	抗TSH受容体抗体
TRH	thyrotropin-releasing homorne	甲状腺刺激ホルモン放出ホルモン
TSH	thyroid-stimulating hormone	甲状腺刺激ホルモン
TT_4	total thyroxine	総サイロキシン

1 ▪ 緊急性の高い甲状腺疾患

　バセドウ病や慢性甲状腺炎の患者の多くは、緊急治療を必要としない。しかし、甲状腺クリーゼや粘液水腫性昏睡は致死率が高いので、救急治療を必要とする代表的な疾患である。甲状腺クリーゼと粘液水腫性昏睡では、病歴や全身状態の把握が本症の発見や診断の手がかりになる。血中甲状腺ホルモン値と重症度が相関しないので、甲状腺機能検査からは診断が付き難い。

　そのほか、緊急治療の対象となる病態には抗甲状服薬による副作用、気道閉塞をきたす病態、甲状腺中毒性周期性四肢麻痺、心不全などがある。

A. 甲状腺クリーゼ

1. 甲状腺クリーゼとは？

　生命を脅かすような甲状腺中毒症を甲状腺クリーゼと呼ぶ。多臓器不全に陥り、迅速な診断と治療がなされても、致死率は10％以上と高い[1]。甲状腺クリーゼの発症で、初めてバセドウ病と診断される症例が約20％ある[1]。

　甲状腺機能検査では通常の甲状腺中毒症と区別ができず、臨床症状と徴候に基づいて診断する。本症の疑いがある場合は甲状腺機能検査の結果を待たずに、直ちに治療を開始する。

2. 病　因

1. 甲状腺クリーゼを起こす原因疾患は？
　①ほとんどがバセドウ病である。
　②破壊性甲状腺炎と中毒性結節性甲状腺腫の報告例がある。
　③甲状腺ホルモン薬の大量服用 (自殺目的) の報告例もある。
2. 発症の誘因は？
　①抗甲状腺薬の服薬中止と不規則な服用が一番多い。
　②次に感染症である。

③甲状腺の手術およびアイソトープ治療、甲状腺の過度の触診と細胞診

④外傷、手術などのストレスでも起こる。

3. 症状・症候がクリーゼの診断に役立つ！

甲状腺クリーゼの症状は、甲状腺中毒症の症状と臓器症状である。中枢神経症状は診察所見として重要で、甲状腺クリーゼ診断基準の確実例の根拠の1つになっている。中枢神経症状の存在は予後にも関係する[1]。

1 甲状腺中毒症の症状

①高体温（しばしば38℃以上）、高度の頻脈、振戦、発汗過多、意識障害など。

②甲状腺腫や眼球突出を認める（バセドウ病が原因のとき）。

2. 臓器症状

①循環不全（動悸、息切れなど）

②呼吸不全

③中枢神経症状（不穏、せん妄、昏迷、昏睡、痙攣）

④消化器症状（下痢、嘔吐、黄疸）

4. 甲状腺ホルモン値はクリーゼの診断に役立たない！

1. 甲状腺ホルモンレベルは、非甲状腺クリーゼの甲状腺中毒症と有意な差異を認めない。

2. 血中甲状腺ホルモン値と甲状腺クリーゼ患者の重症度は相関しない。

3. 重症患者ではFT_3およびFT_3/FT_4比も低下して、低T_3症候群（Non-thyroidal illness）と同様な病態を示す。

5. 診　断

1. 甲状腺クリーゼ診断基準（**表1**）を参考に、臨床症状から診断する。

特に、中枢神経症状、心不全症状、消化器症状の存在は重要である。

2. 甲状腺中毒症の既往、誘因となる感染症や外傷などの存在は、クリーゼ発見の手がかりになる。

3. TSH・FT_4・FT_3の測定：甲状腺中毒症の存在の確認。

4. 抗TSH受容体抗体（TRAb）の測定：バセドウ病の確認。

表1　甲状腺クリーゼの診断基準（第2版）

必須項目	甲状腺中毒症の存在（FT_4およびFT_3の少なくともいずれか一方が高値）
症状項目	1.中枢神経症状（不穏、せん妄、精神異常、傾眠、痙攣、昏睡[JCS1以上または GCS14以下]） 2.発熱（38℃以上） 3.頻脈（130/分以上） 4.心不全症状（肺水腫、肺野の50%以上の湿性ラ音、心原性ショックなどの重度な症状、NYHA分類4度またはKillip分類Ⅲ度以上） 5.消化器症状（嘔気、嘔吐、下痢、黄疸、〈血中総ビリルビン値＞3mg/dL〉）
確実例	必須項目および以下を満たす a.中枢神経症状＋他の症状項目1つ以上、または、 b.中枢神経症状以外の症状項目3つ以上
疑い例	a.必須項目＋中枢神経症状以外の症状項目2つ、または、 b.必須項目を確認できないが、甲状腺疾患の既往・眼球突出・甲状腺腫の存在があって、確実例のaまたはbの条件を満たす場合
除外項目	明らかに他の原因疾患があって発熱（肺炎・悪性高熱症）、意識障害（精神疾患や脳血管障害など）、心不全（急性心筋梗塞）や肝障害（ウイルス性肝炎や急性肝不全など）を呈する場合は除く。しかしこのような疾患の中にはクリーゼの誘因となるため、クリーゼによる症状か単なる併発症か鑑別が困難な場合には誘因により発症したクリーゼの症状とする。

（日本甲状腺学会・日本内分泌学会2012年作成による）

5.頸部ドプラ超音波検査での甲状腺内血流増加の所見は、TSH・FT_4・FT_3の測定結果が判明する前に、バセドウ病の診断に役立つときがある。

6. 治　療

　甲状腺クリーゼが強く疑われて、全身状態が重篤である場合は、甲状腺ホルモン値の測定結果を待たずに治療を開始すべきである。

　下記の治療法で救命に努める。

1.甲状腺ホルモンの合成・分泌の抑制

　　①抗甲状腺薬の投与：甲状腺ホルモンの合成抑制

　　②無機ヨウ素の投与：甲状腺ホルモンの合成・分泌抑制

　　③副腎皮質ステロイドの投与：T_4からT_3への変換抑制

2.甲状腺ホルモン作用の減弱：β遮断薬の投与

3.全身管理とクリーゼを起こす誘因の除去

　　詳細は「甲状腺クリーゼ診療ガイドライン2017」を参照のこと。

B. 粘液水腫性昏睡

1. 粘液水腫性昏睡とは？

　粘液水腫性昏睡は、甲状腺機能低下症が長時間治療なしで放置された場合に陥る最も重篤な状態である。種々の誘因で循環不全、低体温症を併発し、多臓器不全で不幸な転帰をとることが多い。死亡率が高いので集学的治療が必要である。

2. 病　因

1. 粘液水腫性昏睡を起こす原因疾患は？
　①原発性甲状腺機能低下症（特に慢性甲状腺炎）が最も多い。
　②ほかに下垂体前葉機能低下症による続発性甲状腺機能低下症、甲状腺術後や放射性ヨウ素内用療法後、頸部放射線照射後、炭酸リチウム、アミオダロンなどによる薬剤性甲状腺機能低下症が報告されている。
2. 発症の誘因は？
　①甲状腺ホルモン薬の中断が最も多い。
　②寒冷曝露（冬季の発症が多い）、感染症、脳血管障害、心筋梗塞、心不全、消化管出血、薬剤（睡眠薬、向精神薬、アミオダロンなど）など。

3. 症状・症候

　focal sign を欠く中枢神経症状（傾眠から昏睡）のある患者で、下記の症状・症候を伴う場合は粘液水腫性昏睡を強く疑う。
1. 低体温、徐脈、低血圧、低換気
2. 血中コレステロール値、CK の上昇
3. 心嚢水、胸水貯留
4. 呼吸器不全
5. 甲状腺ホルモン薬の中断、寒冷曝露、睡眠薬などの内服、放射線照射などの病歴の存在

4. 診　断

　原発性甲状腺機能低下症ではFT₄値は極めて低く、平均0.2ng/dLと記載されている[2]。意識障害と低体温より粘液水腫性昏睡の存在を想起し、診断確認のためにTSH・FT₄・FT₃を測定するが、本症が強く疑われる場合は、測定結果が出る前に治療を開始すべきであるとされている。

5. 治　療

　甲状腺ホルモンの補充、呼吸循環の管理、副腎皮質ホルモンの投与、誘因（感染症など）の除去。

C.　抗甲状腺薬による無顆粒球症

　抗甲状腺薬の重大な副作用として無顆粒球症、汎血球減少症、重症肝障害・劇症肝炎、MPO-ANCA関連血管炎などがある。この中で無顆粒球症が最も重篤な副作用である。

1. 無顆粒球症の定義は？

無顆粒球症は好中球が500/μL未満と定義されている。

2. 頻　度

抗甲状腺薬内服患者の0.2〜0.5％（200〜500人に1人）に発症する。

3. 無顆粒球症の早期発見の方法は？

1.抗甲状腺薬投与前に、必ず白血球数と好中球数を測定のこと：
　未治療バセドウ病では、白血球数4,000/mm³未満の症例が約10％の頻度で認められる。
2.無症状で発見される無顆粒球症もある。その対策は？
　①抗甲状腺薬内服開始後は、定期的に血液検査を実施すること。『少なくとも、抗甲状腺薬投与開始後、2ヵ月間は、原則として2週に1回、白血球分画を含

めた血液検査を実施すること』」が「メルカゾール®錠5mg 」の添付文書のトップに「警告」として記載されている。

　②定期的に血液検査を施行すると、白血球数が徐々に減少する患者では無顆粒球症の発症への注意が可能である。

3.発熱、全身倦怠感、咽頭痛の出現に注意！：

　2週間前の白血球数と好中球数が正常でも、無顆粒球症が突然、発症することがある。初発症状は発熱、全身倦怠感、咽頭痛などの感冒様症状である。

4.患者に無顆粒球症の症状とその対応を説明しておくこと

・ポイント
> 患者に確実に伝えることは
> ① 抗甲状腺薬内服中に発熱、咽頭痛が出現した時、単なる感冒と思うな！
> ② 直ちに抗甲状腺薬を中止すること。
> ③ 医療機関を受診し、白血球数とその分画を調べてもらうこと。

5.抗甲状腺薬の投与開始時に「メルカゾールをのまれる方へ」（あすか製薬発行・患者用文書）を渡して、本症の早期発見に努める。

4. 無顆粒球症は抗甲状腺薬投与開始後、いつ発症するのか？

1.無顆粒球症が発症するのはほとんどの患者で投与開始後、3ヵ月以内である。

2.しかし、長期間内服後に発症することが稀にある。

3.初回投与で副作用が出なくても、再投与時に副作用が出現することがある。

4.再投与（寛解後の再燃および再発時の治療開始時）でも初回投与と同様な注意が必要である。

5. 抗甲状腺薬に交差反応がある！

　メルカゾール®もしくはプロパジール®で無顆粒球症が発症した場合、それぞれプロパジール®もしくはメルカゾール®に切り替えることは、双方の薬剤に交差反応があるために禁忌である。

D. 気道閉塞で窒息の可能性のある病態

1. 甲状腺疾患で気道閉塞の恐れがある場合は

　　①聴診で気道の狭窄による呼吸音の変化に気づくことがある。

　　②必要に応じて、頸部軟線撮影で気管の狭窄を確認する。

2. 甲状腺が急速に増大して、気道の閉塞をきたす主な疾患は？

　　①甲状腺未分化癌

　　②甲状腺悪性リンパ腫

E. 甲状腺中毒性周期性四肢麻痺

　甲状腺中毒性周期性四肢麻痺とは、甲状腺中毒症に合併する低カリウム性四肢麻痺である。

1. 症状：

　発作性の四肢筋力低下が全身性にまたは部分的に出現する。筋力低下は数分から数日間持続し、自然に回復する。

2. 誘発因子

　　①高炭水化物摂取

　　②アルコール摂取

　　③過度の運動

memo　低カリウム血症を伴うため、緊急治療が必要である。

F. 心不全

　心不全は、バセドウ病で心房細動を合併しているときや甲状腺機能低下症の重症例に発症する。緊急性を要することが多いので、循環器内科医との連携が必要である。

まとめ

　甲状腺疾患の日常診療で留意することを列記する。

1. 甲状腺クリーゼと粘液水腫性昏睡は致死率が高い。
2. 抗甲状腺薬の副作用を侮るな。
3. 甲状腺が急速に増大したら気道閉塞をきたす。
4. バセドウ病では心不全、低カリウム血症を伴う四肢麻痺が出現することがある。

引用文献

1)　Akamizu T, et al：Diagnostic criteria, clinical features and incidence of thyroid storm based on nationwide surveys. Thyroid 22：661-679, 2012.
2)　白石美絵乃：粘液水腫性昏睡；内分泌検査. 甲状腺疾患診療マニュアル, p111, 診断と治療社, 東京, 2020.

2 ▪ 低T₃症候群、Non-thyroidal illness (NTI：非甲状腺疾患)

　低栄養状態やICUに入院中の患者の中には、甲状腺自体には異常がないにもかかわらず、甲状腺機能検査に異常値があるという、少し理解し難い状態が認められる。日常診療では、甲状腺機能検査値を読むうえで知っておくべき症候群である。

A. 低T₃症候群、NTI とは？

　Non-thyroidal illness（NTI：非甲状腺疾患）とは甲状腺以外の疾患や病態または薬物投与により甲状腺機能検査値に異常が見られる状態である。甲状腺機能検査の異常値で最も遭遇するのはT_3およびFT_3の低下である。従来、Euthyroid sick syndromeと呼ばれていたが、血中T_3・FT_3値が低下するので、Low T_3（低T_3）症候群とも呼ばれている。低栄養状態や全身性疾患が重篤になると、T_3のみならずT_4も低下する。T_4の低下が著明な症例は予後が不良といわれている。

memo　Non-thyroidal illness（NTI）は非甲状腺疾患と訳されている。Euthyroid sick syndromeの日本語訳は甲状腺機能正常症候群である。日本語訳より英語の疾患名を想起するのが少し難しい気もする。また、Non-thyroidal illnessの患者が必ずしも「euthyroid」とは言えないので、Euthyroid sick syndromeの呼称は適切でない[1]。NTIを「非甲状腺疾患による低T_3症候群」と呼んだら、理解しやすいという非専門医の提案もある。

B. 基礎疾患・病態と T_3 低下の機序

1. どんな疾患・病態で出現するのか？

1.絶食、飢餓などの低栄養状態の症例：

　歩いて外来通院している患者の中でNTIが認められる疾患の1つに、低体重を伴う神経性食思不振症がある。

2.全身性消耗性疾患：

　敗血症や急性心筋梗塞などの急性疾患、腎不全、肝硬変などの慢性疾患、悪性腫瘍の末期など。

3.外科手術、外傷、熱傷など

4.ステロイドホルモン投与中の患者：

　ステロイドホルモンはT_4からT_3への変換を抑制するので、低T_3状態を起しやすい。さらに、視床下部を介してTSH分泌も抑制するのでT_4も低下する。

　そのほか、NTIをきたす疾患と病態を**表1**に示す。

表1　低T_3症候群をきたす疾患と病態

1. 低栄養状態
   絶食、神経性食思不振症、飢餓状態
2. 急性疾患、慢性疾患、消耗性疾患
   急性心筋梗塞、敗血症、肝硬変、慢性腎不全、悪性腫瘍末期の悪液質など
3. 外科手術、外傷、熱傷
4. 薬物の影響
   ステロイド（デキサメサゾンなど）、β遮断薬、ドパミンなど、ICUで頻用されるもの

2. 血中T_3濃度が低下する機序は？

　NTIで血中T_3濃度が低下する機序は次の2つが考えられている。

a.T_4がリバースT_3(rT_3)に多く転換され、T_3への転換が減少するため

　T_4は100％甲状腺から合成・分泌されるが、T_3はおよそ20％だけが甲状腺から分泌される。残りの80％近くは肝・腎などの末梢組織でT_4から転換されてT_3となる。NTIでは血中T_4が非活性型のリバースT_3(reverse triiodothyronine；rT_3)に多く転換され、生物活性の高いT_3への転換が減少し、血中T_3濃度が低下する。これは全身の消耗性疾患でエネルギー消費を節約するための生体反応として、T_4が非活性型のリバースT_3に転換されることによると考えられている[1]。

b. 中枢性甲状腺機能低下症に類似した病態である

　視床下部での甲状腺刺激ホルモン放出ホルモン(TRH)の産生が種々の機序で低下

し、下垂体でのTSH 産生が低下する。次いで、甲状腺よりのT₃の分泌が低下することで血中T₃濃度が低下すると考えられている[2]。

C.　症状と血液検査の異常

1. 特有な症状はあるのか？

　原疾患による症状・症候を呈し、NTI に特有なものはない。原則として甲状腺腫大は認められない。

2. 甲状腺関連血液検査に現れる異常とは？

1. 血中T₃およびFT₃が低下する。
2. 基礎疾患が長期化したり、また重症化すると血中T₄およびFT₄も低下する。
3. 血中TSH は通常は正常である。重篤な状態ではTSH 値も低下する。
4. 抗サイログロブリン抗体（TgAb）、抗甲状腺ペルオキシダーゼ抗体（TPOAb）などの甲状腺自己抗体は橋本病などの合併がない限り陰性である。

D.　診断と鑑別診断

1. NTIの診断

　表1に挙げたすべての疾患、病態でNTI が起こる可能性がある。特に慢性の消耗性疾患やICU に入院中の患者に多く見られる。

 入院患者では、NTIの頻度が高い。
　　　T₃の低値は入院患者の50％に、T₄の低値は15～20％、TSHの異常は10％に見られたという報告がある[3]。したがって、入院患者の場合、甲状腺腫や明らかな甲状腺機能異常を疑う所見がなければ、甲状腺機能異常のスクリーニングは行うべきではないという意見もある[3]。

2. 鑑別すべき疾患は？

NTIではFT₃が低下し、重症になるとFT₄も低下するので、甲状腺機能低下症との鑑別が必要になる。最も重要な鑑別点は血中TSH値である。

a. 原発性甲状腺機能低下症ではTSHが上昇する

NTIではTSHは正常、または低下するのに対して、原発性甲状腺機能低下症ではTSHが上昇する。殊にTSHが10μIU/mL以上となると、原発性甲状腺機能低下症と診断とされ、明確にNTIと区別される[4]。

b. 中枢性（視床下部もしくは下垂体性）甲状腺機能低下症ではNTIとの鑑別が難しい

NTIで血中TSH値が低下するときは、TSH値だけで中枢性甲状腺機能低下症とNTIを鑑別するのが難しくなる。まず、視床下部または下垂体病変の有無を検討する。血中ACTH（副腎皮質刺激ホルモン）、コルチゾールやほかの下垂体ホルモンが低下していれば、中枢性甲状腺機能低下症の可能性が高くなる。

 NTIと甲状腺機能低下症の血中ホルモン濃度を**表2**に示す。NTIでは血中FT₃がFT₄より低下する傾向にあるが、中枢性甲状腺機能低下症では、血中FT₃よりもFT₄がより低下する傾向にある。FT₃は中枢性甲状腺機能低下症の30%に正常であると報告されている。TSHは、NTIが重篤化すると低下する。中枢性甲状腺機能低下症ではTSHは通常は正常か低値であるが、時に軽度の上昇を示すことがある。

表2　NTIと甲状腺機能低下症の血中ホルモン値の違い

鑑別すべき疾患		FT₄	FT₃	TSH
NTI	軽症	正常	低値	正常
	重症	低値	さらに低値	正常〜低値
原発性甲状腺機能低下症		低値	低値	高値
中枢性甲状腺機能低下症		低値	正常〜低値	正常、低値、軽度高値

134

・鑑別のポイント　甲状腺機能低下症との鑑別が重要である。
①原発性甲状腺機能低下症では、血中TSHが上昇する。
②NTIでは血中TSHは正常もしくは低下する。
③中枢性(視床下部もしくは下垂体性)甲状腺機能低下症では、
　TSH値だけで中枢性甲状腺機能低下症とNTIを区別するのは難
　しい。視床下部、下垂体病変の有無を検討する必要がある。
④NTI では、FT₃の方がFT₄より低下する傾向にあるが、中枢性
　甲状腺機能低下症では、逆にFT₃よりFT₄の方がより低下する
　傾向にあるのが、鑑別点となりうる[4]。

E. 治療と予後

1.甲状腺ホルモンの補充は原則として不要

NTI は飢餓や重篤な疾患に罹患したときのエネルギー消費を節約するための適応反応であると考えられている。したがって原疾患の治療を優先し、甲状腺ホルモンの補充は原則として行わない。全身状態が改善すればT₃・T₄値は正常化する。

2.予後を左右するのはFT₄値

　NTI の重症度と甲状腺機能検査値の変化を**図1**[5]に示す。重症度に応じてT₃・T₄・TSHが低下する。まず、リバースT₃(rT₃)の増加に伴いT₃が低下する。重症に

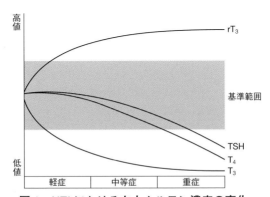

図1　NTI における血中ホルモン濃度の変化
（村上正巳：低T₃症候群；血中T₃濃度が低下するメカニズム.
日本甲状腺学会雑誌2(1)：38-41，2011を一部改変）

なるとT$_4$も低下し、最重症ではTSHも低下してくる[5]。NTI では血中FT$_3$・FT$_4$・TSH が低ければ低いほど、予後が不良であると言われている。特に重篤な状態での致死率は、FT$_4$の低さに相関する[4]。

まとめ

　甲状腺機能検査の結果が臨床所見と一致しないときや、甲状腺機能検査に異常があるが甲状腺疾患が発見できないときは、NTI の存在や薬剤の影響を考慮する。

引用文献

1) Wiersinga WM, et al：Nonthyroidal illness syndrome. Werner and Ingbar's The Thyroid. 10th ed, pp203-217, Lippincott WW, Philadelphia, 2013.
2) 豊田長興：euthyroid sick syndrome；病態. 甲状腺疾患診療マニュアル, p126, 診断と治療社, 東京, 2014.
3) 浜田　昇：様々なNTI における血中甲状腺ホルモン値の変動. 甲状腺疾患診療パーフェクトガイド, p47, 診断と治療社, 東京, 2018.
4) 日本甲状腺学会（編）：非甲状腺疾患（NTI）, 低T$_3$症候群. 甲状腺専門医ガイドブック, 改訂第2版, p328, 診断と治療社, 東京, 2018.
5) 村上正巳：低T$_3$症候群；血中T$_3$濃度が低下するメカニズム. 日本甲状腺学会雑誌 2(1)：38-41, 2011.

3 ▪ 妊娠と甲状腺疾患

バセドウ病や慢性甲状腺炎などの甲状腺疾患は、妊娠適齢期の女性に多いため、妊娠前、妊娠中、出産後において、甲状腺疾患についての配慮が必要である。

妊娠の影響は、1つは妊娠による自身の甲状腺機能の変化である。2つ目は自身の甲状腺機能異常が母体と胎児に及ぼす影響である。未治療やコントロール不良な甲状腺機能亢進症の場合は、流・早産、死産、妊娠高血圧症候群、低出生体重児、新生児甲状腺機能異常症などの発生リスクが高くなる。未治療または不十分な治療の甲状腺機能低下症では、流・早産、妊娠高血圧症候群、低出生体重児、胎盤早期剥離、児の発達障害などが起こることがあるので、適切な管理が必要である。

A. 妊婦の甲状腺疾患の頻度

わが国における性別・年齢別通院率の調査[1]では、

1. 妊娠適齢期女性の1,000人に6～9人が甲状腺疾患で通院中と言われている。
2. 妊婦の1,000人に1～3人が甲状腺機能亢進症や機能低下症を合併すると言われている。
3. 潜在性甲状腺機能異常も含めると数%に異常が見られると報告されている。

B. 妊娠に伴う甲状腺機能の変動について

妊娠中の甲状腺機能関連の指標の変動を図1[2]に示す。これらの変動の多くはエストロゲン(estradiol；E_2)の上昇とヒト絨毛性ゴナドトロピン(human chorionic gonadotropin；hCG)の増加によるものである。

1. 妊娠時はエストロゲン(E_2)の増加によりサイロキシン結合グロブリン(TBG)が増加する

TBGが増加すると血中総サイロキシン(血中総T_4)は増加する。遊離サイロキシン(FT_4)はサイロキシン結合グロブリン(thyroxine binding globulin；TBG)の影響

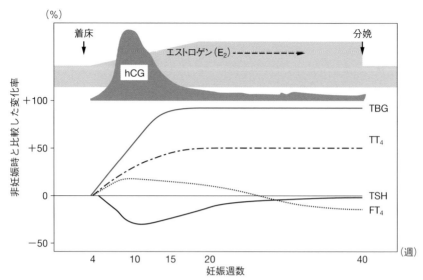

図1　正常妊娠に伴う母体甲状腺系の変化

TBG: サイロキシン結合グロブリン、TT$_4$: 総サイロキシン、TSH: 甲状腺刺激ホルモン、
FT$_4$: 遊離サイロキシン、hCG: ヒト絨毛性ゴナドトロピン、E$_2$: エストラジオール
（荒田尚子：潜在性甲状腺機能低下症の妊娠と出産後管理；妊娠に伴う母体甲状腺系の変化. 日
本甲状腺学会雑誌6（2）：99-103, 2015による）

を受けないので、妊娠時の甲状腺機能の評価にはFT$_4$が用いられている。

2. hCGの上昇による甲状腺機能亢進症

　hCGは妊娠10週をピークに胎盤から分泌される。hCGはTSH受容体刺激作用を
もっているので甲状腺機能亢進状態を起し、FT$_4$の軽度の上昇とTSHの軽度の低下
をきたす。

C.　妊娠初期に見られる妊娠性一過性甲状腺機能亢進症とは？

　hCGが上昇する妊娠初期7〜15週に、hCGがTSH受容体を刺激して甲状腺ホル
モンを増加させる。この胎盤性の甲状腺機能亢進症が妊娠性一過性甲状腺機能亢進
症（GTH）と呼ばれている（82頁に詳述）。妊婦の2％前後に認められ、hCGがピー
クとなる妊娠10週前後に多く見られ、hCGの低下とともに軽快する。多胎妊娠や
胞状奇胎などでhCGが高値の場合に出現し、妊娠悪阻を伴うことが多いと言われ
ている。

> 鑑別すべき疾患はバセドウ病と寛解バセドウ病に合併したGTH である。

〈 鑑別の要点 〉

1.　GTHの症状・特徴は？

①バセドウ病に比べて症状が軽い。

②hCGの高値の期間が短いので、明らかな甲状腺腫を認めにくい。

③甲状腺腫があったとしても小さくて、軟らかい。

2. GTHの診断は？

①TSH受容体抗体(TRAb)が陰性である。

②hCGの低下に応じて、甲状腺機能が改善する。

③4〜6週後にFT$_4$の正常化を確認すること。

3. バセドウ病の可能性が高い妊婦とは？

①バセドウ眼症がある。

②TRAb陽性例で、妊娠中期以降に発症した甲状腺機能亢進症のとき。

4. バセドウ病の増悪か？ 再燃なのか？ GTH なのか？

①TRAb値の変動とhCG値を参考にする。

②hCG値が60,000 IU/L以下であればバセドウ病の可能性が高い[3]。

D.　バセドウ病と妊娠について

1. バセドウ病の妊娠前の管理は？

　バセドウ病の患者が甲状腺機能亢進状態で妊娠すると、流・早産、死産、妊娠高血圧症候群、心不全、新生児甲状腺機能異常などの発生頻度が高くなる。

1. 妊娠前に甲状腺機能をコントロールする。

2. 甲状腺機能亢進症が改善されるまでは、避妊すべきである。

3. 抗甲状腺薬の投与は？：

　通常は、メルカゾール®(MMI)が効果、副作用の面で優れているので、非妊娠時はMMIを第一選択として使用する。しかし、妊娠初期にMMIを内服すると種々な奇形が発生することがあるので、妊娠前にMMIで甲状腺機能をコントロール

し、MMI 1日10mg以下でコントロールが可能となったら、プロピルチオウラシル(PTU)に変更する。

4. 難治性の場合や抗甲状腺薬で重篤な副作用を認めた場合は、外科的治療や[131]I内用療法を考慮する。

5. [131]I内用療法後は6ヵ月間、避妊すべきである。

2. バセドウ病の妊娠中の管理は？

バセドウ病の大半は妊娠週数が進むにつれて免疫抑制作用により甲状腺機能が落ち着いてくるので、抗甲状腺薬の減量、時に中止が可能なことがある。

1. 妊娠前から管理されていたバセドウ病では、妊娠初期はMMIの投与を避け、PTUもしくは無機ヨウ素（ヨウ化カリウム）を使用する。

2. 妊娠初期の器官形成期に、MMIを使用すると胎児に頭皮欠損、臍帯管遺残、臍帯ヘルニア、食道閉鎖と気管食道瘻、後鼻孔閉鎖、顔貌異常、精神発達遅延などの組み合わせを示す奇形症候群が出現することがある。したがって妊娠初期にはPTUを第一選択とし、MMIは使用しない。「バセドウ病治療ガイドライン2019」には『MMIによる治療は妊娠5週0日～9週6日までは避けるべきである。10週～15週6日までは避けるのが望ましい』と明記されている。

3. 妊娠中に初めて甲状腺機能亢進症状が出現したとき、TRAbが陽性ならバセドウ病と考え、抗甲状腺薬による治療を開始する。早急な機能亢進症の改善が必要なときに、FT4値の改善が認められない場合は、無機ヨウ素（ヨウ化カリウム）（1日10～50mg)を併用する。

4. 寛解中と維持療法中のバセドウ病患者が、妊娠初期に甲状腺機能亢進状態になるのはhCGの上昇によることが多く、hCGの低下とともに甲状腺機能は落ち着いてくる。hCG刺激を契機に、バセドウ病が再燃したときは抗甲状腺薬を再開するか、少量の無機ヨウ素を投与する。

5. 妊娠中期以降では、効果と副作用の観点よりMMIを第一選択とする。

6. 妊娠後期は、胎児の甲状腺機能低下症を避けるために、FT4値を非妊娠時の基準値上限値にコントロールする。このとき、FT3値は非妊娠時の上限値を超えて、母体の甲状腺機能が亢進状態となることがある。妊娠高血圧症候群、糖代謝異常、切迫早産などを合併する場合は、母体のFT3・FT4値の正常化を優先させる。

7. 外科治療を考慮するのは抗甲状腺薬で重篤な副作用が出現した場合と、高用量の抗甲状腺薬でも甲状腺機能がコントロールできないときである。外科治療の最も適した時期は妊娠中期と言われている。

8. 放射性ヨウ素内用療法は妊娠中および授乳中は禁忌である。

3. 新生児バセドウ病について

バセドウ病妊婦のTRAbは胎盤を通過して胎児の甲状腺を刺激する。バセドウ病母体から出生した児の約1～2%に新生児バセドウ病がみられると言われている[4]。通常は、多くのバセドウ病妊婦では妊娠が進むにつれてTRAbは低下するが、妊娠後期になってもTRAbが高値のときは、新生児バセドウ病が発症する可能性がある[4]。

〈 新生児バセドウ病の発症予測 〉

1. 妊娠後期になってもTRAbが10 IU/L 以上と高値のときは、児に新生児バセドウ病が発症することがある[5]。

2. 甲状腺切除術後や放射性ヨウ素内用療法後で、母体の甲状腺機能は正常になっているにもかかわらず、母体のTRAbの高値が持続すると、胎児・新生児バセドウ病が発症する可能性がある。

3. 甲状腺切除術後やRI治療後で甲状腺機能が安定している妊婦でも妊娠後期になったら、念のため一度はTRAbを測定するのがよいと思われる。

4. 授乳中の薬物治療で推奨されるものは？

MMI 10mg/日、PTU 300mg/日以下の投与量であれば、完全母乳であっても児の甲状腺機能に影響はない。一方、無機ヨウ素薬は児に甲状腺機能低下症を生じる可能性があり、可能な限り避けることが推奨されている。

E. 甲状腺機能低下症と妊娠について

1. 甲状腺機能低下症が妊娠に与える影響は？

母体に甲状腺機能低下症があると、流・早産、妊娠高血圧症候群、貧血、常位胎盤早期剥離、帝王切開、分娩後出血などのリスクが増加する。また、低出生体重児、

死産、児の知能や精神運動に対する悪影響などの障害が起こる。

2. 妊娠を予定している甲状腺機能低下症の管理は？

甲状腺機能低下症では前述した妊娠中、分娩時のリスクと新生児の障害は、治療により軽減できる。潜在性甲状腺機能低下症（TSH高値、FT$_4$正常）妊婦でも、甲状腺自己抗体が陽性のときは、甲状腺ホルモン治療で流・早産が改善されたことが報告されている[6]。

3. 妊娠を希望している甲状腺機能低下症の女性または妊娠が判明した母体では？

甲状腺ホルモン（チラーヂン®S）の内服で甲状腺機能を正常にコントロールすることが重要である。治療開始後のTSH値を正常値下限値から2.5μIU/mL以下を目標にコントロールする[7]。

4. 甲状腺機能低下症妊婦の妊娠中の管理は？

1. 妊娠前よりチラーヂン®Sで治療されている場合は、TSH値を下限値から2.5μIU/mL以下にコントロールする[7]。
2. 潜在性甲状腺機能低下症の妊婦において、甲状腺ホルモンの内服を開始した場合の治療目標値については、国際ガイドライン（米国甲状腺学会；ATA2017、ヨーロッパ甲状腺学会；ETA2021、ETA2014）の推奨を述べる。
    ①妊娠前（生殖補助医療を行う場合）および妊娠第1三半期においてはTSH 2.5μIU/mL以下（ATA2017、ETA2021、ETA2014）
    ②第2三半期においては、TSH 2.5μIU/mL以下（ATA2017）、またはTSH 3.0μIU/mL以下（ETA2014）
    ③第3三半期においては、TSH 2.5μIU/mL以下（ATA2017）、またはTSH 3.5μIU/mL以下（ETA2014）

まとめ
1. 未治療のバセドウ病や甲状腺機能低下症は、不妊症や妊娠合併症、出産異常や胎児異常の原因となる。

2. 不妊症・不育症の女性、甲状腺疾患の既往歴や家族歴がある妊婦には、積極的に甲状腺疾患のスクリーニング検査を行う。

3. 適切な治療で甲状腺機能をきめ細やかにコントロールすると、不妊症や妊娠・出産に伴う異常は予防できる。

4. 甲状腺疾患の患者が妊娠・出産すると治療に難渋することがある。経験のある甲状腺専門医に紹介する。また、産科医および小児科医との連携が必要となる。

引用文献

1) 荒田尚子：妊娠と甲状腺疾患. 日本内科学会雑誌103(4)：924-931, 2014.

2) 荒田尚子：潜在性甲状腺機能低下症の妊娠と出産後管理；妊娠に伴う母体甲状腺系の変化. 日本甲状腺学会雑誌6(2)：99-103, 2015.

3) 浜田　昇：妊娠性甲状腺機能亢進症；バセドウ病との鑑別. 甲状腺疾患診療パーフェクトガイド, p169, 診断と治療社, 東京, 2014.

4) 日本甲状腺学会(編)：新生児バセドウ病の治療は？ バセドウ病治療ガイドライン2019, p170, 南江堂, 東京, 2019.

5) 日本甲状腺学会(編)：甲状腺疾患と妊娠；新生児Basedow病の予測. 甲状腺専門医ガイドブック, 改訂第2版, p244, 診断と治療社, 東京, 2018.

6) 荒田尚子：潜在性甲状腺機能低下症の妊娠と出産後管理；LT₄による治療介入. 日本甲状腺学会雑誌6(2)：99-103, 2015.

7) 日本甲状腺学会(編)：甲状腺疾患と妊娠；甲状腺機能低下症と妊娠. 甲状腺専門医ガイドブック, 改訂第2版, p244, 診断と治療社, 東京, 2018.

4 ■ 出産後の甲状腺機能異常

　出産後の甲状腺機能異常とは、潜在性自己免疫性甲状腺炎（多くは橋本病）が出産後に増悪して発症した病態である。出産後女性の5〜10％に出現する比較的高頻度の疾患である。

　出産後は育児による疲労などが重なり、さまざまな訴えが出現し、"産後の肥立ちの悪さ"や、育児ノイローゼとして取り扱われることがあり、これらの訴えの中に「出産後の甲状腺機能異常」によるものがある。甲状腺機能検査を施行すると、"産後の肥立ちの悪さ"、育児ノイローゼや出産後うつ病とは区別される。

A. 出産後甲状腺機能異常は日本人が最初に報告した甲状腺疾患である；その概念と病態は？

　出産後に出現する甲状腺機能異常として、Sheehan症候群による下垂体性甲状腺機能低下症がよく知られている。Sheehan 症候群も"産後の肥立ちの悪さ"のせいと誤解され、発見が遅れることがあった。

　1976年、網野らにより甲状腺原発の出産後一過性甲状腺機能低下症が報告され[1]、出産後甲状腺機能異常症や出産後自己免疫性甲状腺症候群として認識されるようになった[2]。

　出産後甲状腺機能異常の多くは甲状腺自己抗体のみ陽性で、臨床症状・所見がない潜在性自己免疫性甲状腺炎が、出産後増悪して発症したものである。一部に甲状腺自己抗体が陰性の症例もあるが、これらも自己免疫性甲状腺炎が増悪して発症すると考えられている。

　妊娠中は母体の免疫反応は抑制されている。そのため、慢性甲状腺炎の自己免疫反応も抑えられ、炎症は落ち着いている。実際、甲状腺自己抗体の抗体価は妊娠中は低下する。出産後は免疫抑制が急に取り除かれ、ステロイドホルモンを急に中止したときのリバウンドのように、免疫応答が亢進する。その結果、甲状腺細胞が破壊され、甲状腺内の大量の甲状腺ホルモンが血中に漏失し、甲状腺ホルモン過剰状態になる。甲状腺が破壊された後は甲状腺ホルモンの産生は低下し、数ヵ月後には甲状腺ホルモン不足状態になる。その数ヵ月後に、甲状腺機能は回復して正常化す

るが、一部の症例では、甲状腺機能低下症が永続することがある。

B. 経過と症状は血中甲状腺ホルモンの変動で変わる

1. 甲状腺ホルモンの上昇と低下により5つの病型（図1参照）に分類される[3]

（I）出産後4〜7ヵ月に永続性甲状腺中毒症を示すタイプ。いわゆるバセドウ病である。

（II）出産後2〜4ヵ月に一過性甲状腺中毒症を示すタイプ。

（III）出産後2〜4ヵ月に破壊性甲状腺中毒症（破壊性甲状腺炎）を起こし、引き続き一過性甲状腺機能低下症を示すタイプ。

（IV）破壊性甲状腺炎の時期を認めず、出産後3〜5ヵ月に一過性甲状腺機能低下症を示すタイプ。

（V）永続性甲状腺機能低下症を示すタイプ。

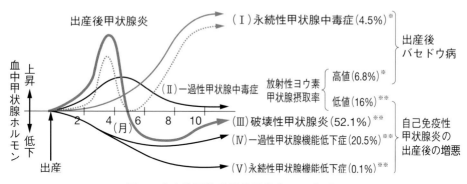

図1　出産後甲状腺機能異常症の5病型

※：（I）と（II）の一部；バセドウ病の出産後発症と考えられている。
※※：（II）の残りと（III）（IV）（V）；自己免疫性甲状腺炎（橋本病）が出産後に増悪したものと考えられている。

（網野信行：産後の甲状腺機能異常症．日本甲状腺学会雑誌1（1）：39-42, 2010による）

2. 日常診療で最も経験するのがⅢ型の破壊性甲状腺炎である

破壊性甲状腺中毒症（破壊性甲状腺炎）とは甲状腺濾胞に広汎な破壊が起こり、血中に甲状腺ホルモンが漏出して甲状腺中毒症を発症するものである（76頁参照）。

出産後に発症した無痛性甲状腺炎であることより出産後甲状腺炎（postpartum thyroiditis）とも呼ばれている。

症状は中毒症と機能低下症の罹病期間が短いので軽症である。

①血中甲状腺ホルモン上昇時：頻脈、体重減少、手指振戦、発汗増加など。

②血中甲状腺ホルモン低下時：無気力、易疲労感、耐寒性低下、便秘、眼瞼浮腫、動作緩慢など。

C. 診　断

1. 出産後の甲状腺機能異常の診断は？

1. 出産後1年以内に甲状腺機能異常が出現し、
2. 抗サイログロブリン抗体（TgAb）または抗甲状腺ペルオキシダーゼ抗体（TPOAb）が陽性の場合は、出産後の甲状腺機能異常と診断される。

2. 破壊性甲状腺炎（出産後）かバセドウ病かの鑑別が重要

1. 抗TSH受容体抗体（TRAb）の存在。
2. 甲状腺超音波検査の血流量増加の有無

は両者の鑑別に有用である。

> **・ポイント**　1. 破壊性甲状腺炎（出産後甲状腺炎）
> 　　　①出産後2～5ヵ月と比較的早い時期に発症することが多い。
> 　　　②TRAb（陰性）である。
> 　　　③甲状腺超音波検査で甲状腺血流量が少ない。
> 　　2. バセドウ病
> 　　　①出産後4～7ヵ月に発症することが多い。
> 　　　②TRAb（陽性）である。
> 　　　③甲状腺超音波検査で甲状腺血流量が多い。

3. 検査上の留意点

1. 放射性ヨウ素摂取率検査は鑑別に有用であるが、授乳中は禁忌である。

2. 出産後甲状腺炎の経過中に甲状腺ホルモン値とTSH値の変動に乖離が認められることがある：

TSH値の変動は甲状腺ホルモン値の変動より遅れる。甲状腺中毒症から甲状腺機能低下症に移行する時期に、甲状腺ホルモン値は既に低値になっているのに、TSH値はまだ基準値ないし低値ということがある。

D. 治療は病型により異なる

1. Ⅰ型とⅡ型の一部のバセドウ病の出産後発症のタイプでは

原則として抗甲状腺薬を使用する。プロピルチオウラシル（PTU）300mg/日、メルカゾール®（MMI）10mg/日以下であれば、授乳中でも投与可能である。

2. Ⅲ型の破壊性甲状腺炎は一過性であるが、症状が強いときは治療する

中毒症の症状が強いときに対症療法として、β遮断薬を使用する。プロプラノロール、メトプロロールはアメリカ甲状腺学会の2017年のガイドラインでは、授乳中でも安全とされている。わが国の添付文書には両剤とも投与中は授乳を避けることと記載されている。両剤とも微量の母乳への移行はあるが、通常量では授乳を中止する必要はないと言われている[4]。

3. 破壊性甲状腺炎後の甲状腺機能低下の時期

多くの症例で一過性なので、甲状腺機能低下症が軽度のときは経過観察でもよい。しかし、下記の場合はチラーヂン®Sを補充する。
①症状が強いとき（TSHが10μIU/mL以上）
②授乳中のとき
③次の妊娠を予定しているとき

memo 自覚症状を速やかに改善させたいときは
チロナミン®（15μg/日、分3）を投与する。チロナミン®を使用した場合は、チラーヂン®Sを投与していないので、血中FT$_4$値の上昇が甲状腺機能の回復状態を知る指標になる[4]。

E. 出産後の甲状腺機能異常の経過は？ フォローアップをどうするか？

1. 多くは一過性で自然に機能正常へと回復する

出産後の甲状腺機能異常は、自己免疫性甲状腺炎が増悪して発症したものなので、多くは一過性で自然に機能正常へと回復する。

2. 一部の症例では永続性の甲状腺機能低下症へ移行する

永続性の甲状腺機能低下症になるリスクが高い場合とは？

①甲状腺自己抗体価の高値の症例

②甲状腺機能低下が強い症例

③超音波検査で甲状腺が低エコーの症例

上記の症例では永続性の甲状腺機能低下症になりやすいと言われているが、確実に予測することはできない[5]。

3. 出産後に甲状腺機能低下症になった場合

1年に1回の経過観察が必要である。

・ポイント　　甲状腺自己抗体が陽性の症例のみならず、陰性の症例でも、次子の希望がある場合やなんらかの甲状腺機能異常の症状のある場合は、産後も定期的な甲状腺機能のチェックが必要である。

まとめ

1. 出産後は育児で多忙な時と重なり、その訴えが出産後の甲状腺機能異常によるのか、あるいは単なる不定愁訴なのかは、甲状腺機能検査をしないと鑑別が困難なことがある。

2. 「産後の肥立ちが悪い、育児ノイローゼ、出産後うつ病」と言われた婦人の中に、出産後の甲状腺機能異常によるものが潜んでいる可能性がある。

引用文献

1) Amino N, et al：Transient hypothyroidism after delivery in autoimmune thyroiditis. J Clin Endocrinol Metab 42：296-301, 1976.

2) Amino N, et al：Postpartum autoimmune thyroid syndrome；A m　odel of aggravation of autoimmune disease. Thyroid 9：705-713,1999.

3) 網野信行：産後の甲状腺機能異常症. 日本甲状腺学会雑誌1(1)：39-42, 2010.

4) 日本甲状腺学会(編)：出産後の甲状腺機能異常：治療. 甲状腺専門医ガイドブック, 改訂第2版, p249, 診断と治療社, 東京, 2018.

5) 日本内分泌学会(編)：出産後甲状腺機能異常症；予後. 内分泌代謝科専門医研修ガイドブック, p313, 診断と治療, 東京, 2018.

5 ▪ 薬剤性甲状腺機能異常

　薬剤性甲状腺機能異常とは薬剤の作用で直接あるいは免疫系などを介して、甲状腺機能異常が起こった病態を指す。多くの薬剤が甲状腺機能に影響を与えることが知られている。その結果、血中甲状腺ホルモンが変動し、甲状腺中毒症または甲状腺機能低下症をきたす。同じ薬剤であっても、甲状腺中毒症あるいは甲状腺機能低下症を起こす場合がある。

　薬剤性甲状腺機能異常を早期に発見するためには、甲状腺機能異常を誘発しやすい薬剤を使用中であることを、意識することである、

A. 甲状腺機能異常をきたす薬剤の作用機序は？

甲状腺ホルモンの不足（機能低下症）を惹起するもの

1.甲状腺に直接作用して、甲状腺ホルモンの合成・分泌を抑制

2.下垂体に作用して、TSH分泌を抑制

3.甲状腺ホルモンの代謝を促進

4.甲状腺ホルモン製剤の吸収を阻害

5.抗甲状腺薬の過剰摂取

甲状腺ホルモンの過剰（甲状腺中毒症）を惹起するもの

6.バセドウ病タイプによる

7.破壊性甲状腺炎タイプによる

8.甲状腺ホルモンの過剰摂取、やせ薬や健康食品中の甲状腺ホルモンを摂取による

B. 薬剤による甲状腺中毒症の発症機序について[1]

1. バセドウ病タイプとは（図1-①参照）

　原因薬剤によってなんらかの免疫学的機序の変動が起こる。その結果、抗TSH受容体抗体が産生される。この自己抗体が甲状腺濾胞細胞膜に存在するTSH受容体と結合し、甲状腺を刺激して甲状腺機能亢進症を発症させる。

2. 破壊性甲状腺炎タイプとは（図1-②・③参照）

　甲状腺濾胞細胞が破壊され、甲状腺ホルモンが血中に漏れ出す結果、甲状腺中毒症が発症する。

　破壊性甲状腺中毒症タイプは次の2つの経過をとる。

　②甲状腺中毒症が一過性で、数ヵ月の経過で自然に回復し、正常化する。

　③最初は②と同じ経過であるが、甲状腺機能が正常になる前に、一過性の甲状腺機能低下症の時期を経る。

　タイプの違いにより臨床経過が異なり、治療方針も異なる。

　図1[1]に①バセドウ病タイプ、②破壊性甲状腺炎タイプ、③破壊性で一過性甲状腺機能低下症をきたすタイプ、の臨床経過（甲状腺ホルモン値の変動）を示す。

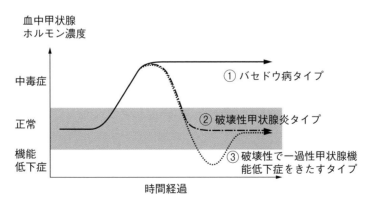

図1　バセドウ病タイプと破壊性甲状腺炎タイプの甲状腺機能の変動（模式図）
（薬剤による甲状腺中毒症の発生機序による分類．重篤副作用疾患別対応マニュアル；甲状腺中毒症，p14，2022年2月，厚生労働省を一部改変）

C. 甲状腺機能異常をきたす代表的薬剤について (表1)

甲状腺中毒症あるいは甲状腺機能低下症のいずれも起こしうる薬剤は？

1. ヨウ素

　ヨウ素は甲状腺ホルモンの合成に不可欠な元素である。日本はヨウ素充足〜過剰地域なので、ヨウ素欠乏による甲状腺機能低下症は通常は存在しない。過剰なヨウ素を摂取するとヨウ素の有機化抑制により、甲状腺ホルモン合成の抑制が起こる。正常では一過性かつ軽度の甲状腺ホルモンの低下が起こるだけで、2〜3週間で正常化(エスケープ現象)する。橋本病や寛解バセドウ病の患者では、このエスケープ

表1　甲状腺機能異常をきたす代表的な薬剤

薬剤名	甲状腺機能異常	
	甲状腺機能低下症の機序	甲状腺中毒症のタイプ
副腎皮質ホルモン(デキサメサゾンなど)	TSH 分泌抑制	
ヨウ素製剤、造影剤、ヨウ素含有うがい薬	甲状腺ホルモン合成・分泌抑制	破壊性甲状腺炎タイプ
炭酸リチウム(リーマス®)	甲状腺ホルモン分泌抑制	バセドウ病タイプ、破壊性甲状腺炎タイプ
アミオダロン	甲状腺直接傷害	バセドウ病タイプ、破壊性甲状腺炎タイプ
インターフェロン	甲状腺直接作用	バセドウ病タイプ、破壊性甲状腺炎タイプ
ゴナドトロピン放出ホルモン誘導体	甲状腺ホルモン合成・分泌抑制	バセドウ病タイプ、破壊性甲状腺炎タイプ
免疫チェックポイント阻害薬	破壊性甲状腺炎後に発症	破壊性甲状腺炎タイプ
分子標的治療薬	ヨウ素取り込み抑制、甲状腺への血流低下、破壊性甲状腺炎後	破壊性甲状腺炎タイプ
やせ薬・健康食品		甲状腺剤甲状腺中毒症

脚注：上記以外で甲状腺機能異常を起こす薬剤を列記する。下垂体に作用するものとしてドパミン、ソマトスタチン誘導体などがある。甲状腺ホルモン代謝に影響を与えるものとしてフェニトイン、フェノバルビタール、カルバマゼピン、リファンピシンなどがある。

現象が起こらず、ヨウ素の影響が長引き、甲状腺機能低下症になることがある。ヨウ素不足地域では、寛解バセドウ病にヨウ素を投与すると、ヨウ素誘発性甲状腺中毒症が起こることがある。

2. 炭酸リチウム[2]

炭酸リチウムは甲状腺に取り込まれ、甲状腺ホルモン分泌を抑制する。炭酸リチウム投与患者の1/3に潜在性甲状腺機能低下症が見られ、顕性低下症は15％に発症すると報告されている。また、炭酸リチウムは自己免疫性甲状腺疾患を誘発し、あるいは増悪して破壊性甲状腺炎やバセドウ病を起こすこともある。

3. アミオダロン[3]

アミオダロン1錠100mg中に大量のヨウ素(37.2mg)が含まれている。成人でのヨウ素の1日必要量(WHO推奨)は0.25mgと言われているので、アミオダロン1錠でその100倍以上のヨウ素摂取量になる。本剤を長期内服するとヨウ素過剰による甲状腺機能低下症が約20％に出現すると言われている。また、2つのタイプの甲状腺中毒症も発症させる。1つは寛解バセドウ病やプランマー病などの基礎疾患のある人に起こりやすいバセドウ病タイプの中毒症である。2つ目は破壊性甲状腺炎で、このタイプは基礎疾患なしに発症し、アミオダロンの直接的細胞障害によると考えられている。破壊性甲状腺炎の日本での発症率は約10％と推測され、内服開始後2～3年経過して発症することが多いと言われている。

4. インターフェロン(IFN)

IFN投与により抗甲状腺自己抗体が陽性化し、自己免疫性インターフェロン誘発甲状腺炎を起こす。橋本病やバセドウ病タイプの中毒症を示す。また、甲状腺の異常は自己抗体の出現なしでも起こり、甲状腺への直接作用の可能性があり、非自己免疫性インターフェロン誘発甲状腺炎と呼ばれ、初期の中毒期とその後の低下期をきたす甲状腺炎と類似した臨床経過を取る。

5. ゴナドトロピン放出ホルモン(GnRH)誘導体

甲状腺中毒症の発症が報告されているが、基礎に慢性甲状腺炎があるか、寛解バ

セドウ病がある症例である。中毒症はバセドウ病タイプと破壊性甲状腺炎タイプがある。破壊性甲状腺炎の後に甲状腺機能低下症になる症例もある。

6. 分子標的治療薬

チロシンキナーゼ阻害薬(スニチニブなど)は甲状腺機能低下症も甲状腺中毒症のどちらも起こす。甲状腺中毒症は破壊性甲状腺炎の誘発によると考えられている。

7. 免疫チェックポイント阻害薬

免疫チェックポイント阻害薬(immune checkpoint inhibitor；ICI)は、さまざまな悪性腫瘍に適応が拡大されつつある。抗PD-1抗体による甲状腺機能異常症や、下垂体機能障害を発症した症例では、全生存率が延長し生命予後が良好であることが報告されている[4)5)]。したがって、ICIを安全に使用するには、ICI使用による免疫関連有害事象(immune-related adverse event；irAE)の適切な管理が重要になってくる。irAEは、肺、消化管、肝、皮膚、内分泌器官など全身の臓器で認められる。ここでは、ICIによる甲状腺機能異常症について述べる。甲状腺中毒症は投与開始2〜6週後と早期に発症する例が多く、甲状腺機能低下症の発症はそれに引き続いて起こることが多いと報告されている[6)]。6ヵ月以降の発症の報告もあり、長期の経過観察を要することがある[7)]。

a. 発症機序
甲状腺に対する免疫機序を介して発症すると考えられている。病理学的には甲状腺濾胞の破壊とCD8 T細胞浸潤が認められている[8)]。

b. 頻　度
抗PD-1抗体治療209例中20例(9.6％)に甲状腺機能異常がある[8)]。

甲状腺中毒症	破壊性甲状腺炎	13例(6.2%)
	バセドウ病	1例(0.5%)
甲状腺機能低下症		7例(3.3%)

バセドウ病は稀であるが、一過性の甲状腺中毒症との鑑別に難渋することもある[7)]。

c. 免疫関連有害事象の発症リスク因子が投与前に予測できないか？[8]

ⅰ. 抗PD-1抗体投与前の甲状腺自己抗体の有無による発症頻度の違い

自己抗体の陽性群が破壊性甲状腺炎の累積発症率が高かった（陽性群で50%、陰性群で1.7%）。

ⅱ. ICI投与前の自己抗体（TgAb、TPOAb）の組み合わせによる発症頻度の違い

TgAb、TPOAbともに陽性群で発症リスクが最も高く、TgAb陽性、かつTPOAb陰性の群は次で、TgAb陰性、かつTPOAb陽性の群は3番目と低くなったが、TgAb、TPOAbともに陰性群より発症リスクが高かった。

ⅲ. 自己抗体陽性群では、甲状腺内部エコーが不均一な症例でirAEが多かった

ⅳ. ICIの単剤と併用療法でのirAEの発症頻度の違い

抗PD-1抗体単独で416例中9.9%に認められたが、抗CTLA-4抗体単独では8例中1人も認められなかった。しかし、両薬剤の併用療法では27例中37.0%と高頻度に認められた。抗体陰性群でも併用療法群が単剤群より発症率が高かった。併用療法の場合は、抗体陰性であっても甲状腺irAEの発症に注意する必要がある。

d. その他のリスク因子

PET/CTで甲状腺へのFDG集積、BMI高値が報告されている。

まとめ

1. 抗PD-1抗体による甲状腺機能異常症は破壊性甲状腺炎が多く、バセドウ病は少ない。

2. 抗PD-1抗体による甲状腺機能異常症や、下垂体機能障害を発症した症例では、生命予後が良好である。

3. 甲状腺irAEの発症リスク因子として下記のことが考えられている。

　①甲状腺自己抗体では、TPOAbよりもTgAbの関与が強かった。

　②自己抗体陽性者で甲状腺内部エコーが不均一な症例

　③ICIの併用療法の症例

　④自己抗体陰性でも併用療法の症例

8. チラーヂン®S

チラーヂン®Sのわずかな過剰投与による潜在性甲状腺機能亢進症（FT$_4$・FT$_3$は正常値、TSHは低値）でも長期間続くと高齢者では心房細動や骨粗鬆症が出現しやすい。

9. やせ薬・健康食品

やせ薬や健康食品の中に甲状腺ホルモンが含まれていることがある。外国からの個人輸入によるやせ薬と健康食品には注意が必要である。死亡例の報告もあり、甲状腺剤甲状腺中毒症（factitious thyrotoxicosis）と呼ばれている。

10. 甲状腺ホルモンの吸収を阻害する薬剤

鉄剤、制酸剤（水酸化アルミニウムゲル）、スクラルファート、ビスフォスフォネートなど（「原発性甲状腺機能低下症の治療」表3、94頁参照）。

D. 薬剤性甲状腺機能異常の早期発見のために

1. 投与前に注意することは？

1. 甲状腺機能異常を誘発しやすい薬剤を使用中であることに留意すること。
2. 基礎にバセドウ病、橋本病などがある患者では甲状腺機能異常が起こりやすいので、投与前に甲状腺腫、バセドウ病眼症の有無をチェックする。
3. 甲状腺機能検査（FT$_4$・FT$_3$・TSH・TgAb・TPOAb・TRAb）を施行する。

memo 甲状腺 irAE の発症リスク因子として下記のことが報告されている。
    1）治療前の甲状腺自己抗体の存在が抗 PD-1 抗体による破壊性甲状腺炎の高リスクマーカーである[9]。
    2）自己抗体では、TgAb が irAE の独立したリスク因子である。
    3）自己抗体陽性者では、甲状腺内部エコーが不均一な症例。
    4）ICI の併用療法の症例（自己抗体陰性でも併用療法のとき）。

2. 投与開始後に注意することは？

1. 甲状腺中毒症(動悸、手指振戦、多汗など)と甲状腺機能低下症(倦怠感、便秘、寒がりなど)の症状の出現に注意する。
2. 定期的に甲状腺機能検査(FT$_4$・FT$_3$・TSH)をチェックするが、検査の頻度は使用する薬剤によって異なる。

> **・ポイント**　自己免疫性甲状腺疾患の存在を念頭におき、薬剤投与前に甲状腺機能検査(FT$_4$・FT$_3$・TSH・TgAb・TPOAb)を施行する。TRAbも測定するのが望ましい。

E. 薬剤性甲状腺機能異常が生じた場合の対応は？

1. 一般に薬剤による副作用が起こった場合は、直ちに服用を中止するのが原則である。
2. しかし、中止できないときや継続する方のメリットが大きいと考えられる場合は、原因薬剤を投与しながら、甲状腺機能異常の治療を行う。
3. バセドウ病タイプでは甲状腺中毒症が継続するので、抗甲状腺薬の投与が必要である。
4. 破壊性甲状腺炎タイプでは甲状腺中毒症は一過性であり、甲状腺機能は数ヵ月で自然に回復する。症状が強いときはβブロッカーを投与する。症状が軽いときは経過観察のみでよいこともある。
5. 甲状腺機能低下症には甲状腺ホルモン薬を投与する。
6. 薬剤で誘発された甲状腺機能異常は使用された薬剤により病態が異なる。また原疾患との治療の兼ね合いがあり、甲状腺専門医との併診を必要とする。

> **・ポイント**　①原因薬剤を中止するのが原則であるが、原疾患治療を優先するときは、原因薬剤を投与しながら、甲状腺中毒症または甲状腺機能低下症の治療をする。

②薬剤で誘発された甲状腺機能異常は使用された薬剤により病態が異なる。また、原疾患との治療の兼ね合いがあり、甲状腺専門医との併診を必要とする。

memo　厚生労働省発表の『重篤副作用疾患別対応マニュアル』に薬剤性甲状腺機能異常について詳しく記載されている[1]。薬剤による甲状腺中毒症と甲状腺機能低下症について、副作用の早期発見と早期対応のポイント、副作用の概要、主な薬剤ごとの特徴を解説し、典型的症例も呈示してあるので参考になる。2009年5月に発表されたものであり、2021年2月にパブリックコメントの公募があり、2022年2月に改定された。

引用文献

1) 薬剤による甲状腺中毒症の発生機序による分類. 重篤副作用疾患別対応マニュアル：甲状腺中毒症, p10, 平成21年5月, 厚生労働省.
2) 日本甲状腺学会(編)：薬剤性甲状腺機能異常；炭酸リチウム. 甲状腺専門医ガイドブック, 改訂第2版, p253, 診断と治療社, 東京, 2018.
3) 日本甲状腺学会(編)：薬剤性甲状腺機能異常；アミオダロン. 甲状腺専門医ガイドブック, 改訂第2版, p252, 診断と治療社, 東京, 2018.
4) 山内一郎, ほか：抗PD-1抗体による甲状腺機能異常の発症リスクと生命予後の影響. 第116回日本内科学会講演会(2019年), 4月27日一般演題要旨.
5) 小林朋子, ほか：免疫チェックポイント阻害薬関連内分泌障害発生例では全生存率が延長する. 第116回日本内科学会講演会(2019年), 4月27日一般演題要旨.
6) 免疫チェックポイント阻害薬による内分泌障害の診療ガイドライン；甲状腺機能異常症. 日本内分泌学会雑誌94(Suppl)：5, 2018.
7) 安田康紀, ほか：薬剤性甲状腺機能異常症；抗PD-1抗体による甲状腺障害の基礎と臨床. 診断と治療111(5)：665, 2023.
8) 岩間信太郎：免疫チェックポイント阻害薬による内分泌障害. 第96回日本内分泌学会学術総会(2023年), 教育講演13.
9) 有馬　寛, ほか：免疫チェックポイント阻害薬による内分泌障害. 第116回日本内科学会講演会(2019年), 4月27日シンポジウム, 免疫チェックポイント.

6 ▪ 加齢と甲状腺疾患

　わが国は2020年9月の時点で、75歳以上の後期高齢者の割合は14％を超え、正に超高齢化社会となった。人生100年時代の到来に備えて、生活習慣病や加齢に伴って起こるフレイル（健常な状態から年齢を重ねたことによる衰え全般）、認知症などを予防し、高齢者の生活・人生の質（QOL）の維持に努めなければならない。

　高齢者のQOLの低下の原因の1つに甲状腺機能異常がある。例えば、加齢とともに増加する潜在性甲状腺機能低下症は脂質異常症、虚血性心疾患、心不全、認知症の危険因子であり、老化を促進させる。アンチエイジングとしての甲状腺ホルモン補充療法は確立していないが、個々の患者に適切に治療を行うと、健康寿命の延長が期待できる。

A. 甲状腺機能の加齢による変化について

1. 下垂体のTSH分泌能は加齢とともに低下する

1. 健常高齢者では甲状腺刺激ホルモン放出ホルモン（TRH）に対するTSHの反応性が加齢により低下する[1]。
2. 甲状腺機能低下症（慢性甲状腺炎による）でもTSHの分泌能が加齢とともに低下する[2]。

 　高齢者のTSH分泌低下は加齢に対する適応反応ではないかと考えられている[3]。

2. 血中TSH値は加齢とともに上昇する

1. 加齢によるTSH分泌能が低下しているにもかかわらず、血中TSH値は加齢とともに上昇する（詳細は第Ⅱ章-G「甲状腺関連血液検査の選択と読み方」図5、24頁参照）。
2. 血中TSH値の上昇は加齢とともに甲状腺機能が低下するためと考えられている。

加齢とともに上昇する血中TSH値の上昇は病的なものでなく、老化に対する適応反応と考えられている。

3. 甲状腺ホルモンは加齢により変動する

加齢によりTSHの分泌低下があるにもかかわらず、サイロキシン(T_4)あるいは遊離T_4(FT_4)は高齢者で低下しない。加齢に伴いT_4からトリヨードサイロニン(T_3)への変換が減少し、T_3の血中濃度は低下する。一方、リバースT_3(rT_3)が増加し、その状態はNon-thyroidal illness における低T_3症候群の病態に類似している[3]。

 長寿家系や長寿の動物モデルでの検討より、加齢に伴う生理的なTSHの変動と甲状腺ホルモンの変化は長寿にプラスに働く可能性がある[4]。

4. 甲状腺自己抗体と甲状腺機能低下症への加齢の影響

1.加齢とともに甲状腺自己抗体の陽性率は上昇する[3]（**図1**）。

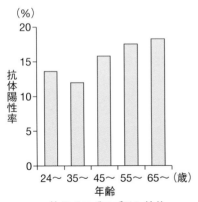
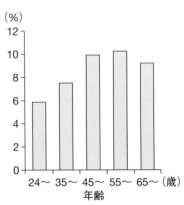

a：抗サイログロブリン抗体　　　　　b：抗甲状腺ペルオキシターゼ抗体

図1 甲状腺自己抗体の年齢別陽性率
（志村浩己：加齢に伴う内分泌代謝疾患；甲状腺.最新医学66(4)：839,2011を一部引用）

2.甲状腺機能低下症の頻度も加齢とともに高くなる[3]（**図2**）。
3.潜在性甲状腺機能低下症も加齢とともに増加する。

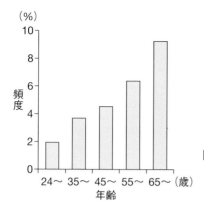

図2　甲状腺機能低下症（潜在性＋顕性）の年齢別頻度
（志村浩己：加齢に伴う内分泌代謝疾患；甲状腺. 最新医学66（4）：839, 2011を一部引用）

B. 高齢者のバセドウ病について

1. 高齢者バセドウ病の症状は若年者のように典型的ではない

1. 甲状腺腫や眼球突出が明らかでないことが多い。
2. 消化器症状（食欲不振、体重減少）より癌が疑われることもある。循環器症状（心房細動、心不全）、精神症状（うつ状態など）などが前景に立つことがある。
3. これらの症状と血中コレステロールの低値などが診断の糸口となる。

2. 高齢者バセドウ病の診断は？

1. FT₃値およびFT₄値の上昇
2. TSH値の低下
3. 抗TSH受容体抗体（TRAb）が陽性
が認められたら、バセドウ病と診断できる。高齢者バセドウ病では甲状腺ホルモン値はあまり高くならず、甲状腺機能検査から判断すると軽症と思われることがある。

3. 高齢者バセドウ病の治療は？

　まずメルカゾール®（MMI）15mg 分1 投与で治療を開始し、症状が改善したら漸減する。再燃、再発を避けるため、また、麻酔、手術のリスクを考えるとアイソトープ治療を選択することが多い。

4. 高齢者の潜在性甲状腺機能亢進症は治療すべきか？（64頁参照）

a. 潜在性甲状腺機能亢進症とは？

1. FT_3・FT_4 値は共に正常であるが、TSH が低下している病態である。
2. 甲状腺機能亢進症を思わせる症状はないことが多い。
3. 診断で重要なことは、TSH を複数回測定し、TSH 低値が 3～6ヵ月持続していることを確認する。
4. 治療を開始する前に、原因疾患の確認が重要である。破壊性甲状腺炎、薬剤性甲状腺中毒症などの鑑別が必要である。

b. 潜在性甲状腺機能亢進症を治療すべきかどうかは年齢とTSH値で決まる[5]

1. 65 歳以上で TSH 0.1mlU/L 未満が持続するときは心房細動、心不全、冠動脈疾患、および骨折の発症リスクが高い。
2. 65 歳未満で TSH 0.1mlU/L 未満が持続している症例で心血管リスク因子や心疾患、骨粗鬆症を合併しているときと、甲状腺機能亢進症状があるときは治療が望ましい。

c. 潜在性甲状腺機能亢進症の治療法は？

　バセドウ病による潜在性甲状腺機能亢進症ならば、少量のメルカゾール®、少量の無機ヨウ素を使用する。^{131}I内用療法を検討することもある。

C. 高齢者の甲状腺機能低下症について

1. 高齢者の症状は若年者に見られるような徴候を欠くことが多い

1. 寒がり、倦怠感、動作緩慢などを訴える。
2. 意欲や認知機能低下から、うつ病や認知症と間違われることがある。
3. 浮腫・呼吸困難より心不全と診断されることがある。
4. 上記症状に加えて、血中コレステロール、CK、トランスアミナーゼの高値、貧血、心肥大が存在するときは、積極的に甲状腺機能検査をすべきである。

2. 高齢者の甲状腺機能低下症の診断は？

1. FT_4値の低下。FT_3値は正常ないし低下
2. TSH値の上昇
3. 慢性甲状腺炎によるものが最も多い。慢性甲状腺炎が原因の場合は抗サイログロブリン抗体ないし抗甲状腺ベルオキシダーゼ抗体が陽性である。

3. 高齢者の甲状腺機能低下症の治療で注意することは？

1. 長期間、甲状腺機能低下症が持続した患者では狭心症、心不全などを合併していることがある。
2. チラーヂン®Sの補充療法を行うときは，重症甲状腺機能低下症や虚血性心疾患を有する、または既往のある患者では、時間をかけて慎重に維持量まで増量する。

4. チラーヂン®Sの投与量

1. 循環器疾患（狭心症、心房細動など）を有しない60歳以上の患者では；
   チラーヂン®S 12.5〜25μg/日で開始し、その後2〜4週間ごとに12.5〜25μg/日ずつ漸増する。
2. 75歳以上の患者、虚血性心疾患、心房細動合併の患者、重症甲状腺機能低下症の患者では；
   12.5μg/日より開始し、その後2〜4週間ごとに12.5μg/日ずつ増量する。

5. 治療目標は TSH の正常化である

TSH 、FT_4を月に1回程度、維持量に達するまで測定する。
1. チラーヂン®S の維持量は、FT_4の正常化ではなく、TSHの正常化を目標に決定される。
2. 目標TSH値は基準値より高く、6〜7μIU/mL（著者によっては5〜10μIU/mL）[6]とする
   治療については「原発性甲状腺機能低下症の治療」93〜95頁を参照。

D. 高齢者の潜在性甲状腺機能低下症について

1. 潜在性甲状腺機能低下症とは？

1. 定義：同時に測定したFT₄とTSHで診断する。FT₄は正常であるが、TSHが基準値を超える病態である。

2. 原因：慢性甲状腺炎が主因であるが、ヨウ素の過剰摂取が原因となることもある。

3. 頻度：一般人口の4〜10％、女性に多い。高齢になるとさらに多くなる。

4. 症状・症候：自覚症状はないことが多い。

5. 診断の確定

　①FT₄正常とTSH高値が3〜6ヵ月間、持続しているか？；潜在性の甲状腺機能低下状態(FT₄正常、TSH高値)がヨウ素の過剰摂取や破壊性甲状腺炎の回復期などで一過性のことがある。

　②TSHの基準値は加齢と伴い上昇する。40歳以上は10歳ごとに0.3μIU/mL上昇する[7]。高齢者ではTSHの軽度高値が基準値と考えられている。

2. 潜在性甲状腺機能低下症の影響と治療の有益性[8]

　潜在性甲状腺機能低下症で増加する、といわれている疾病や異常所見が甲状腺ホルモン補充療法で改善が認められたという報告(表1)を紹介する。

表1 潜在性甲状腺機能低下症における心血管機能、脂質代謝および認知機能とL-T₄治療による効果

	潜在性甲状腺機能低下症	L-T₄治療
心血管イベント	増加	検討なし
うっ血性心不全	増加	改善
左室拡張能	低下	改善
拡張期血圧	増加	低下
LDLコレステロール	増加	低下
アポリボタンパク質B-100	増加	低下
トリグリセリド	増加〜不変	変化せず
血管内皮機能	障害	改善
頸動脈IMT	増加	低下
記憶力(単語・空間)	低下	改善

（文献8）を一部引用）

1.心血管イベント：TSH 10μIU/mL以上の症例では冠動脈性心疾患（CHD）の発作と
　　　　　　　　　CHDによる死亡が増加する。
2.うっ血性心不全：TSH 10μIU/mL以上の症例で心不全による入院リスクが増加。
　　　　　　　　　チラーヂン®S投与で改善する。
3.脂質異常性：チラーヂン®S投与によりLDLコレステロール値が低下する。
4.記憶力：チラーヂン®S投与により単語記憶と空間記憶が改善する。

　一方、超高齢者の潜在性甲状腺機能低下症では運動機能、心肺機能などのADL
はむしろよいという報告や、全死亡率が低下するという報告もある。

3. 潜在性甲状腺機能低下症の治療時の補充量は少なめでよい

1.少量のチラーヂン®S12.5〜25μg/日で治療開始する。以後、漸増するが、多く
　は25〜50μg/日でTSH が正常化する。通常は37.5μg/日以下が多い。チラーヂ
　ン®Sの過剰投与はADLを低下させ、総死亡率も上昇させると報告されている。
　また医原性甲状腺中毒症を発症させて、心房細動、骨粗鬆症を惹起する。
2.85歳以上の超高齢では治療は必要ない[9]。

まとめ
1. 高齢者では、甲状腺機能低下症ならびに甲状腺機能亢進症の症状が典型的
　　でなく、診断が困難な場合がある。
2. 加齢に伴って甲状腺機能低下症の発症は増加する。甲状腺機能亢進症も少
　　なくはない。高齢者のQOLと認知機能の維持、心血管疾患の予防の点より、
　　積極的に甲状腺機能検査を行うべきと考えられる。
3. 加齢に伴い増加する潜在性甲状腺機能低下症は脂質異常症に伴う動脈硬化
　　症や認知症、虚血性心疾患の発症と関連し、老化を促進する[8]。個々の患者
　　の併存因子に応じた適切な治療を行えば、健康寿命の延長が期待できると
　　思われる。
4. 高齢者の潜在性甲状腺機能低下症の患者に補充療法を開始するか否かを決
　　定する併存因子を列記する。
　　①原因または病態は何か？

②甲状腺機能低下症の症状があるのか？

③脂質異常症の有無

④甲状腺自己抗体の有無

⑤TSHは10μlU/mL以上か？

⑥年齢（85歳以上では治療は不要）

などを考慮して治療の適否を決める。

引用文献

1) van Coevorden A, et al：Decreased basal and stimulated thyrotropin secretion in healthy elderly men. J Clin Endocrinol Metab 69(1)：177, 1989.

2) Over R, et al：Age and the thyrotropin response to hypothyroxinemia. J Clin Endocrinol Metab 95(8)：3675, 2010.

3) 志村浩己：加齢に伴う内分泌代謝疾患；甲状腺. 最新医学 66(4)：839, 2011.

4) 中島康代, ほか：加齢とホルモンの連関；TSH と甲状腺ホルモン. 内分泌・糖尿病・代謝内科 48(4)：250, 2019.

5) 日本甲状腺学会(編)：特殊な病態と合併症の治療；潜在性甲状腺機能亢進症の治療方針は？ バセドウ病治療ガイドライン 2019, p112, 南江堂, 東京, 2019.

6) 村上 司：甲状腺機能低下症；治療方針. 今日の治療指針2018, p756, 医学書院, 東京, 2018.

7) Boucai L, et al：An approach for development of age,gender,and ethnicity-specific thyrotropin reference limits. Thyroid 21：5-11, 2011.

8) 大野洋介, ほか：健康寿命延長を目指した潜在性甲状腺機能低下症へのアプローチ法；潜在性甲状腺機能低下症の影響と治療の有益性. 最新医学 69(5)：985, 2014.

9) 網野信行, ほか：潜在性甲状腺機能低下症；診断と治療の手引き. ホルモンと臨床56：705, 2008.

7 ▪ COVID-19 と甲状腺疾患

　新型コロナウイルス感染症(COVID-19)では呼吸器系以外にも心血管系、内分泌系などの障害が報告されている。ウイルスにより甲状腺と下垂体・視床下部の障害が惹起され、甲状腺疾患が発症すると考えられている。発症機序として、SARS-CoV-2 による甲状腺濾胞細胞の直接傷害と炎症性サイトカインなどを介した間接的な甲状腺濾胞細胞の傷害などが想定されている[1]。

　COVID-19 がパンデミックを起こし、3 年あまり過ぎた。COVID-19 による甲状腺疾患が少しずつ報告されている。ここでは、その報告の一部について述べる。

A. COVID-19 による甲状腺疾患[1]

・バセドウ病：COVID-19 発症時〜2 ヵ月後に甲状腺中毒症が出現。抗甲状腺薬で改善している。バセドウ病眼症を伴う症例も報告されている。
・甲状腺クリーゼを発症したバセドウ病の報告あり[2]。
・慢性甲状腺炎：COVID-19 発症 1 〜 3 週後に甲状腺機能低下症が出現。L サイロキシン治療で機能低下症は改善している。
・無痛性甲状腺炎、産後甲状腺炎
・亜急性甲状腺炎：COVID-19 感染後の亜急性甲状腺炎と非感染の亜急性甲状腺炎の違いについて、臨床所見、甲状腺機能、治療に有意差を認めない報告と認める報告があり、一定の見解が得られていない。
・潜在性甲状腺機能低下症：機能低下症の多くは潜在性甲状腺機能低下症であると報告されている。
・中枢性甲状腺機能低下症
・低 T_3 症候群：COVID-19 患者における低 T_3 症候群の頻度は 1 〜 7 割と報告により異なる。血中 FT_3 の低値は重症度、死亡率に関連することが報告されている。
・COVID-19 による甲状腺疾患の予後：一般に、予後は良好といわれているが、長期予後については不明である。バセドウ病による甲状腺クリーゼと粘液水腫性昏睡は治療に難渋する。

B. COVID-19 ワクチン接種後の甲状腺疾患[1]

ワクチン接種後の副反応である。発症機序はワクチンの添加物(アジュバント)による可能性とSARS-CoV-2のS蛋白と甲状腺抗原に対する免疫が交差反応する可能性が考えられている。

1. ワクチン接種後の甲状腺疾患

83例の内訳は、亜急性甲状腺炎50人、バセドウ病21人、無痛性甲状腺炎5人で、ほかに、バセドウ病と亜急性甲状腺炎の合併、甲状腺眼症、甲状腺機能低下症などがある[3]。

甲状腺クリーゼを発症したバセドウ病も報告されている[4]。

2. 発症時期

亜急性甲状腺炎とバセドウ病の約60%は、1回目ワクチン接種10日(中央値)後に発症した。2回目接種では、両疾患とも約40%は、亜急性甲状腺炎で接種10日(中央値)後、バセドウ病で接種14日(中央値)後に発症していた。

3. 甲状腺中毒症状の違い

ワクチン接種後に起こる亜急性甲状腺炎は、ワクチン接種に関連しない亜急性甲状腺炎よりも重症であったが、頸部痛などは軽症だった。

引用文献

1) 稲葉秀文:COVID-19と甲状腺疾患. 診断と治療111(5):671-676, 2023.
2) 奥野沙織, ほか:集学的治療により救命しえたCOVID-19感染症を合併した甲状腺クリーゼの一例. 第96回日本内分泌学会学術総会(2023), 一般演題.
3) Jafarzadeh A, et al:Thyroid dysfunction following vaccination with COVID-19 vaccines;a basic review of the preliminary evidence. J Endocrinol Invest 45:1835-1863, 2022.
4) 矢嶋尚生, ほか:新型コロナワクチン初回接種後に甲状腺クリーゼを発症し急性心不全に陥った未診断バセドウ病の一例. 日集中医誌30(2):121-125, 2023.

あとがき

　本書に目を通して頂きありがとうございました。

　本書の完成には、ほかに多くの方の助言と援助などがありました。心より御礼申し上げます。

　「Ⅳ-6. 加齢と甲状腺疾患」が東京都医師会編集委員のご推薦で、東京都医師会雑誌(2021年2月号)に全文掲載されましたことは、筆者にとって身に余る光栄でした。お陰様で、単行本化に弾みがつきました。推薦頂いた大橋内科クリニック大橋 誠先生に厚く御礼申し上げます。

　同級生の江上徹也先生が医師会報の学術寄稿をまとめて、単行本にするのを提案してくれました。単行本化の決意が固まりました。ありがとうございました。

　著者紹介の写真は、後輩の萬木信人先生より頂いた閉院記念の真っ赤な大輪のバラの花束を抱えて撮ったものです。閉院日を気に留めて頂き、誠にありがとうございました。

　表紙デザインは、胡蝶蘭を逆さまにすると甲状腺の形に似ているので、胡蝶蘭を用いることにしました。書斎の出窓から見える青空にピンクと白の胡蝶蘭が映えて、執筆で疲れた頭を癒してくれました。窓越しに見た空の青色を本書の基調にしました。元石丸内科胃腸科医院の隣にある「さいとう写真館」に相談致しましたら、青が基調なら胡蝶蘭はピンクがよい。ピンクの胡蝶蘭の花弁に認められる赤い線が甲状腺の血管をイメージするとの意見でした。助言に感謝致します。これで表紙の構想も決まりました。

　髙野家(治；義息、恵伶、恵梨；孫)と石丸豊(息子)の励ましも本書の完成を前に進めてくれました。ありがとうございました。ただ、故 髙野恵美に本書を手に取ってもらえないのが誠に残念です。

　最後に、原稿作成、表紙デザインの検討、索引づくり、推敲などに時間を費やしてくれた妻 恵子に感謝します。

和文索引

欧文索引

〈 著者紹介 〉

石丸　忠彦（いしまる　ただひこ）

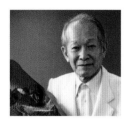

略　歴

自己紹介と略歴を述べさせて頂きます。

1966 年　長崎大学医学部卒業後、同大学病院でインターンを終了しました。

1967 年　長崎大学医学部第一内科に入局。フィードバック機構に魅かれて内分泌班に所属しました。日本甲状腺学会が甲状腺研究同好会と呼ばれていた 50 年も前のことです。

1975 年　入局 8 年目に南カルフォルニア大学・内分泌内科（2 年間）に引き続き、テキサス大学；Southwestern Medical School at Dallas・内分泌内科（1 年間、客員助教授）に留学しました。

1978 年　長崎大学医学部第一内科助手

1981 年　大分県立病院 第二内科部長

1983 年　長崎県立成人病センター多良見病院 検診部長兼診療部長

1987 年　石丸内科胃腸科医院を開業致しました。

2017 年　閉院。閉院後は医療法人緑風会 みどりクリニックで非常勤医師として勤務しています。

資　格

医学博士

日本内分泌学会 功労評議員

日本内分泌学会 内分泌代謝科専門医

日本内科学会 認定内科医

日本甲状腺学会 会員

日本医師会 認定産業医

認定 NPO 法人 日本ホルモンステーション評議員会員

外来で役立つ甲状腺疾患診療の手引き
―非専門医のために―

ISBN978-4-907095-85-7 C3047

令和 4 年 1 月 10 日　第 1 版発行
令和 5 年 10 月 13 日　第 1 版第 2 刷（増補）

著 ──── 石 丸 忠 彦
発 行 者 ──── 山 本 美 惠 子
印 刷 所 ──── 三 報 社 印 刷 株式会社
発 行 所 ──── 株式会社 ぱーそん書房
〒101-0062 東京都千代田区神田駿河台 2-4-4(5F)
電話(03)5283-7009(代表)/Fax(03)5283-7010

Printed in Japan　　　Ⓒ ISHIMARU Tadahiko, 2022